RESIDÊNCIA MÉDICA

Estresse e crescimento

Temas de psicologia
e educação médica

RESIDÊNCIA MÉDICA

Estresse e crescimento

Luiz Antonio Nogueira Martins

Casa do Psicólogo®

1ª edição
2005

1ª reimpressão
2006

2ª edição
2010

Editores
Ingo Bernd Güntert e Myriam Chinalli

Editora Assistente
Christiane Gradvohl Colas

Produção Gráfica
Renata Vieira Nunes

Editoração Eletrônica
Valquiria Kloss

Capa
Ricardo Yorio, sobre fotografia de Beth Porto

Revisão
Eduardo Moreira

Dados Internacionais de Catalogação na Publicação (CIP)
(Câmara Brasileira do Livro, SP, Brasil)

Martins, Luiz Antonio Nogueira
Residência médica : estresse e crescimento / Luiz Antonio Nogueira Martins. — 2. ed. — São Paulo : Casa do Psicólogo®, 2010. — (Temas de psicologia e educação médica)

Bibliografia.
ISBN 978-85-62553-58-5

1. Estresse (Psicologia) 2. Estresse do trabalho 3. Medicina e psicologia 4. Residentes (Medicina) - Aspectos psicológicos I. Título. II. Série.

10-08849 CDD-155.9042

Índices para catálogo sistemático:
1. Estresse psicológico em residência médica : Psicologia 155.9042
2. Residência médica : Estresse psicológico : Psicologia 155.9042

Impresso no Brasil
Printed in Brazil

Casapsi Livraria e Editora Ltda.
Rua Santo Antônio, 1010
Jardim México • CEP 13253-400
Itatiba/SP – Brasil
Tel. Fax: (11) 4524-6997
www.casadopsicologo.com.br

Sumário

Prefácio

A Residência Médica já completou um século, uma vez que a criação do primeiro programa de Residência Médica é atribuída a William Halsted, no Departamento de Cirurgia da Faculdade de Medicina da Universidade John's Hopkins, em 1889. Halsted foi logo seguido por seu colega William Osler, que implantou programa semelhante para Clínica Médica. No Brasil, os primeiros programas foram iniciados a partir de 1944, em São Paulo e no Rio de Janeiro. Ao longo dos anos foi ficando cada vez mais firme o papel da Residência Médica como a melhor forma de especialização médica. No Brasil, mais de 90% dos médicos que se formam a cada ano buscam uma vaga na Residência Médica, não só para treinamento em alguma especialidade médica, mas muitas vezes, infelizmente, para tentar complementar a formação que tiveram na escola médica. Sendo treinamento em serviço, sob supervisão, a Residência Médica é, ao mesmo tempo, um local de aprendizado e de prática profissional e o residente é, ao mesmo tempo, um aprendiz e um profissional médico.

No Brasil, vivemos um momento muito importante para a Residência Médica, em que as entidades profissionais médicas, as escolas médicas e os ministérios da educação e da saúde discutem formas de aperfeiçoar os programas e a estrutura da Residência. Essa discussão inclui a definição de vagas em função de necessidades sociais, as formas de acesso, a necessidade de elaboração de projetos pedagógicos, a capacitação dos preceptores, a avaliação da qualidade dos programas e as condições de trabalho e de suporte didático e pessoal aos residentes.

Para todos os que trabalham em programas de Residência Médica, um dos problemas mais importantes é como garantir ao residente uma carga horária humana, uma supervisão técnica e pessoal adequada, um dia a dia em que o estresse a que ele esteja submetido não seja excessivo. O livro do Dr. Luiz Antonio Nogueira Martins atende a essa grande necessidade.

Conheço o Dr. Luiz Antonio Nogueira Martins há vários anos e aprendi a admirá-lo e respeitá-lo como a maior autoridade brasileira em estresse na Residência Médica e em programas de suporte, atenção à saúde e qualidade de vida para médicos residentes.

Seu livro apresenta uma completa fundamentação teórica sobre o estresse psicológico em Medicina e na Residência Médica, dados de pesquisas realizadas nessa área e propostas concretas de como reduzir o estresse e melhorar a formação de nossos residentes. Suas propostas incluem programas de recepção aos novos residentes, garantia de supervisão contínua, extinção de regimes de trabalho de muitas horas sem descanso, instituição da folga pós-plantão, adequação da carga assistencial, valorização de programas de tutoria, participação dos residentes em fóruns internos de avaliação dos programas de Residência Médica e criação de programas de atenção à saúde e qualidade de vida para os residentes.

O livro "Residência Médica: Estresse e Crescimento" será leitura obrigatória para todos os que estão envolvidos com programas de Residência Médica e preocupados com a formação de residentes competentes, humanos, éticos e com responsabilidade social.

Milton de Arruda Martins

Professor Titular de Clínica Médica da FMUSP
Presidente da Associação Brasileira de Educação Médica (ABEM)

Apresentação

> *"A história da medicina é uma história de vozes. As vozes misteriosas do corpo: o sopro, o sibilo, o borborigmo, a crepitação, o estridor. As vozes inarticuladas do paciente: o gemido, o grito, o estertor. As vozes articuladas do paciente: a queixa, o relato da doença, as perguntas inquietas. A voz articulada do médico: a anamnese, o diagnóstico, o prognóstico. Vozes que falam da doença, vozes calmas, vozes ansiosas, vozes curiosas, vozes sábias, vozes resignadas, vozes revoltadas. Vozes que se querem perpetuar: palavras escritas em argila, em pergaminho, em papel; no prontuário, na revista, no livro, na tela do computador. Vozerio, corrente ininterrupta de vozes que flui desde tempos imemoriais, e que continuará fluindo."*
>
> Moacyr Scliar, médico e escritor, em *A paixão transformada* (1996)

Quem fala o faz desde um lugar que ocupa no presente ou que ocupou no passado. O texto apresentado neste livro foi construído tendo como base, em parte, um conjunto de experiências acumuladas, no exercício de diversas atividades acadêmicas e profissionais; a mais importante parte do livro, contudo, está representada pelos depoimentos dos médicos residentes que participaram de uma pesquisa realizada na Escola Paulista de Medicina da Universidade Federal de São Paulo (UNIFESP). Este livro pretende ser uma espécie de porta-voz dos jovens médicos em treinamento nos Programas de Residência Médica. Dar voz a eles é participar da construção da história da medicina. Fazer com que os residentes se ouçam e sejam ouvidos é o principal objetivo.

Escrevo a partir de experiências pessoais e profissionais atuais que venho adquirindo na qualidade de professor da Disciplina de Psicologia Médica e Psiquiatria Social, Supervisor do Serviço de Interconsulta em Saúde Mental do Hospital São Paulo e coordenador do Núcleo de Assistência e Pesquisa em Residência Médica (NAPREME).

Falo também a partir de experiências e vivências mais remotas como estudante de medicina, residente, preceptor de residentes, coordenador do Programa de Residência Médica em Psiquiatria e presidente da Comissão de Residência Médica.

Este livro está baseado em uma tese que estudou as dificuldades vividas pelos residentes na tarefa assistencial e os fatores estressantes identificados por eles durante o treinamento. Ele fala de heróis e heroínas da Medicina. Personagens anônimos do dia-a-dia, do cotidiano dos hospitais. Fala de jovens profissionais em treinamento que trabalham muito, que cuidam de pessoas, por vezes em situações extremas. Fala de jovens que crescem e se desenvolvem. De jovens que sofrem. Fala de vitórias e conquistas. De fracassos e frustrações. Fala de vida.

Ao dar vozes a esses heróis e heroínas, tenho a expectativa de que seus depoimentos possam ser conhecidos pelos novos residentes que, todo ano, estão iniciando seu treinamento nos serviços de emergência, enfermarias e ambulatórios dos nossos hospitais. Espero também que suas vozes possam alcançar os preceptores, supervisores e professores envolvidos com o treinamento de residentes.

O texto também tem por objetivo apresentar uma parcela da extensa literatura científica existente sobre Residência Médica. Aquele que se interessar por conhecer de forma mais aprofundada estudos sobre este tema irá observar a presença de um crescente e contínuo esforço no sentido de avaliar a natureza e magnitude do estresse na Residência Médica e de testar modelos de intervenção visando aprimorar este sistema educacional, que tem sido considerado a melhor forma de capacitação profissional em Medicina.

Para finalizar esta apresentação, gostaria de citar dois depoimentos que selecionei como ilustrativos e emblemáticos do tema que me disponho desenvolver. Um deles foi extraído de um pequeno grande livro escrito pelo professor William Saad Hossne, intitulado **"Vale a pena ser médico?"** :

> "A Residência Médica é uma fase extremamente importante não só para o aprendizado de uma especialidade médica, mas, sobretudo para a formação profissional e humana no sentido mais profundo. É uma fase em que altos e baixos se misturam: momentos de depressão e de exaltação, momentos de humildade e de megalomania, momentos de impotência e de onipotência."

O outro é de uma residente de Anestesiologia que, com elegância e sensibilidade, descreve as vicissitudes do treinamento:

> "... em termos de experiência de vida, é avassaladora, geradora de angústia e depressão, embora conte muitos pontos em termos de amadurecimento. É a transição entre a tutela e a independência, que poderia se dar de modo mais humano".

Luiz Antonio Nogueira Martins

Capítulo I

Residência Médica: história, crises e vicissitudes

Histórico da Residência Médica

O criador do primeiro programa de Residência Médica (RM) foi William Halsted, em 1889, no Departamento de Cirurgia da Universidade John's Hopkins. Embora já houvesse, tanto nos Estados Unidos como na Europa, um tipo de treinamento cirúrgico em que o médico recém-formado residia no hospital por algum tempo, o sistema só foi desenvolvido de forma regular por Halsted.

Ao assumir a função de chefe do Departamento de Cirurgia na John's Hopkins, Halsted nomeou quatro ex-internos para trabalharem como residentes, por um período de quatro a seis anos, com atribuições de responsabilidade progressiva nos cuidados pré e pós-operatórios e na execução de cirurgias, modificando o sistema vigente em que a responsabilidade era atribuída ao médico assistente (Barbosa, 1984). Em 1890, também na Universidade John's Hopkins, William Osler, que mais tarde viria a ser médico de Halsted, implantou o sistema de Residência Médica (RM) para a especialização em Clínica Médica.

Em 1917, a Associação Médica Americana reconheceu a importância da especialização através do sistema de RM e, dez anos depois, teve início o credenciamento dos primeiros programas. A institucionalização da RM nos EUA se consolidou em 1933, quando a obtenção do certificado de Residência passou a ser exigência para o exercício da Medicina. Este sistema de capacitação profissional do médico está baseado no treinamento em serviço sob supervisão e tem sido reconhecido como a forma mais eficaz de aperfeiçoamento e especialização na área médica (Sampaio, 1984).

O criador: uma figura heróica

William Stewart Halsted (1852-1922), cirurgião americano com formação na Europa, considerado o pai da cirurgia moderna e apontado como criador das luvas cirúrgicas, adquiriu notoriedade pelo desenvolvimento de uma técnica cirúrgica para o tratamento do câncer da mama, denominada mastectomia radical de Halsted.

O criador da Residência Médica foi uma figura heróica e notável na história da medicina. Sua vida foi pontilhada por notáveis conquistas e dolorosas tragédias (Haagensen, 1989).

Halsted nasceu em 1852, em uma próspera família de comerciantes de Nova Iorque e ingressou na Universidade de Yale em 1870. Liderou sua classe na escola e tirou o primeiro lugar no exame para graduação de MD em 1877. Em 1878, conheceu William H. Welch, recém chegado da Alemanha onde havia realizado, em Breslau, pesquisas em patologia e bacteriologia. Inspirado por Welch, Halsted foi para a Europa em 1878. Em Viena, estudou durante um ano com Billroth, expoente da cirurgia européia. Neste período, revisou os resultados de Billroth, que utilizava uma técnica cirúrgica desenvolvida por von Volkmann, na Alemanha, para tratamento do carcinoma de mama.

Halsted retornou a Nova Iorque em 1880; tornou-se um bem sucedido cirurgião e trabalhava com uma "*energia sobre-humana e força de dez homens*" segundo MacCallum, redator de sua biografia, citado por Haagensen (1989). Morava em uma das casas de sua família, recebia com freqüência seus amigos médicos, em especial Welch, de quem se tornara muito próximo tanto profissional como afetivamente. Halsted era descrito, à época, como um agradável companheiro, alegre e disposto.

Durante os primeiros anos, após seu retorno da Europa, Halsted realizou muitos procedimentos médico-cirúrgicos ousados e inovadores, entre eles:

- transfundiu sua irmã (que estava sem pulso, devido a uma hemorragia obstétrica) com seu próprio sangue, retirado por uma seringa, salvando sua vida; essa foi, provavelmente, a primeira transfusão de sangue direta na medicina;
- um ano depois, realizou uma colecistectomia e removeu sete cálculos biliares de sua mãe, que se recuperou; essa foi uma das primeiras cirurgias para cálculos biliares;

- em 1882, aos 30 anos de idade, realizou a primeira mastectomia radical no Hospital Roosevelt, em Nova Iorque.

Em 1884, suas atividades foram interrompidas por uma terrível tragédia pessoal. Halsted veio a conhecer um trabalho sobre cocaína, uma droga nova na época, que estava sendo utilizada como anestésico local. Pensou em usá-la para produzir bloqueio anestésico local. Procurou um suprimento da droga e experimentou-a, com esse propósito, em si mesmo e em dois estudantes de Medicina. Os três ficaram dependentes. Halsted decaiu completamente, ficando viciado em cocaína e álcool. Os dois estudantes nunca mais se recuperaram e morreram precocemente, em condição miserável.

Com a ajuda do amigo e colega Welch, Halsted internou-se voluntariamente no sanatório Butler, em Providence, Rhode Island. Após alguns meses, teve alta, presumivelmente curado do seu vício. Em 1886, Welch, que se tornara professor de Patologia na John's Hopkins e trabalhava em um novo projeto de pesquisa experimental, convencido de que Halsted era o melhor candidato para organizar o Departamento de Cirurgia, convidou-o para morar com ele em Baltimore, ajudando-o em suas pesquisas.

Durante os primeiros meses, Halsted realizou algumas pesquisas sobre técnicas de sutura intestinal, quando ficou evidente que ele continuava dependente de cocaína. Por livre iniciativa, voltou a internar-se no sanatório Butler. No outono de 1887, Halsted retornou a Baltimore e terminou outra pesquisa relacionada com a glândula tireóide. A partir desta data, era consenso que ele estava curado de sua dependência de drogas.

No período entre outubro de 1887 e maio de 1889, desenvolveu importantes pesquisas sobre o processo de cicatrização e também sobre técnicas cirúrgicas. Quando o hospital John's Hopkins foi aberto, Halsted voltou a operar após um intervalo de cinco anos. Em junho de 1889, realizou sua primeira mastectomia radical no novo hospital. A escola médica e as autoridades do hospital estavam convencidas de que ele estava curado da dependência e deram-lhe o título de Professor Assistente de Cirurgia.

A interrupção na atividade cirúrgica intensiva de Halsted, por força da dependência de drogas, que acarretou um longo período de reclusão forçada, transformou-o em uma pessoa introvertida. Antes, ele fora um indivíduo sociável e espirituoso; depois, tornou-se quieto, reservado e retraído.

Em 1890 casou-se com sua enfermeira instrumentadora, Caroline Hampton, a quem se atribui ter sido a fonte inspiradora da criação, por Halsted, das luvas cirúrgicas: ela apresentava uma dermatite alérgica nas mãos, provocada pelo uso de antissépticos.

Em 1894, após realizar 50 mastectomias radicais, publicou seu primeiro artigo sobre carcinoma de mama, no qual apresentou seus resultados comparando-os com os relatados por cirurgiões alemães em suas cirurgias restritas. Em artigos subseqüentes descreveu os resultados de 232 cirurgias.

William Osler, médico de Halsted, quando morreu, em 1919, deixou seus livros para a Universidade McGill. Havia entre eles um pequeno livro preto, trancado com chave de prata. Osler deixou instruções para que não fosse aberto durante 100 anos. Em 1969, considerando que todos os personagens relacionados com ele já haviam falecido, foram revelados os escritos e anotações de Osler.

Em 1893, Osler escreveu sobre seu amigo e paciente Halsted:

> "Quando nós o recomendamos para cirurgião pleno em 1890, acreditávamos, assim como Welch, que ele não estava mais viciado em morfina. Ele trabalhava tão bem e com tanta energia que não parecia possível que pudesse ao mesmo tempo usar a droga. Cerca de seis meses após ter assumido o cargo de cirurgião pleno, eu o atendi, quando ele apresentava um forte resfriado. Este foi o primeiro sinal que tive de que ele ainda estava usando morfina. Depois de algum tempo, conversamos diversas vezes sobre isso, até que ganhei totalmente sua confiança. Ele nunca foi capaz de reduzir a quantidade para menos de 200 mg por dia; com essa quantidade, ele podia trabalhar confortavelmente e manter um excelente vigor físico. Eu creio que nunca ninguém suspeitou disso, nem mesmo Welch".

Assim, ao que tudo indica, Halsted conviveu durante cerca de 30 anos de sua vida com o problema da dependência de drogas, ao mesmo tempo em que foi o mais importante cirurgião de sua época, sendo considerado por muitos como o pai da cirurgia moderna.

É interessante notar que o criador da Residência Médica apresenta uma espécie de síntese de um conjunto de características que podem ser encontradas, na atualidade, em médicos: notável capacidade de trabalho, decisões ousadas, por vezes trágicas, e dependência de drogas.

A história de Halsted parece reproduzir o mito do centauro Chíron[1], responsável pela educação de Asclépio, pai de todos os médicos. Este centauro distinguia-se dos demais centauros por sua índole pacífica e por sua grande sabedoria. Por estes atributos, foi incumbido da educação de vários heróis e príncipes; versado em várias artes, Chíron ensinou a Asclépio a arte da cura.

Chíron, embora conhecesse os segredos das ervas que curam, tinha uma ferida que era incurável. De Marco (1993) descreve essa figura contraditória com elegância:

> "Tudo em Chíron, o médico divino e ferido o faz parecer a mais contraditória figura de toda mitologia grega. Apesar de ser um deus grego, sofre de uma ferida incurável. Além disso, a sua figura combina o aspecto animal com o apolíneo, pois apesar do seu corpo de cavalo – configuração pela qual são conhecidos os centauros, criaturas da natureza, fecundos e destrutivos – é ele quem instrui os heróis nas artes da Medicina e da música."

A residência médica no Brasil

O primeiro programa de residência médica no Brasil foi implantado na especialidade de Ortopedia no Hospital das Clínicas da FMUSP em 1944/45 (Barbosa, 1984).

[1] A palavra Chíron é a raiz etimológica de cirurgia e significa "com a mão" (do grego chirurgia: "trabalho com as mãos").

Nestes sessenta anos de existência, a residência médica no Brasil passou por diversos períodos ou fases. Segundo Bevilacqua (1984), a história da RM no Brasil pode ser dividida em quatro períodos:

1. *Romântico-elitista* (de 1944 a 1955);
2. *Consolidação* (de 1956 a 1970);
3. *Expansão do ensino superior* (de 1971 a 1977);
4. *Comissão Nacional de Residência Médica* (de 1977 em diante).

No primeiro período, predominaram os aspectos idealistas da profissão:

> *"Apenas uma fração mínima procurava treinamento em programas de Residência. O residente, quando subsidiado, recebia bolsas muito abaixo da renda dos seus colegas que se inseriam diretamente no mercado de trabalho. Essas premissas de voluntariedade e baixa remuneração faziam com que fossem atraídos para essa modalidade de treinamento apenas elementos com extraordinária vocação para uma formação de alto nível. Eram verdadeiros idealistas da profissão. Ao lado disso, eram dotados de grande capacidade de limitar seus gastos ou eram provenientes de famílias abastadas, capazes de prover o seu sustento por mais alguns anos além da escola médica".*

O segundo período (1956/70) caracteriza-se pelo fato de que

> *"esta modalidade de pós-graduação passou a ser sentida como uma necessidade premente pela maioria dos médicos recém-formados. Houve uma verdadeira inversão numérica: na década dos 50, uma minoria fazia Residência, enquanto no começo da década de 70, a minoria ingressava no mercado de trabalho sem fazer Residência".*

O terceiro período (1971/77) traz como marca a notável e desordenada expansão de cursos superiores, inclusive de Medicina. Entre

1808 e 1958, haviam sido criados 27 cursos de Medicina, dos quais 25% particulares. Entre 1964 e 1971, foram criados 47 cursos novos, dos quais 75% mantidos por entidades particulares; treze desses cursos, todos particulares, foram criados entre 1969 e 1971 (Hossne, 1985). Na década de 1970, acompanhando esta expansão das escolas médicas, foram implantados 479 Programas de Residência Médica, praticamente o dobro do total de programas existentes no país até então (Barbosa, 1984).

O quarto período descrito tem início em 1977 e apresenta como característica básica a criação da Comissão Nacional de Residência Médica (CNRM), órgão do Ministério da Educação e Cultura, que passa a legislar sobre a Residência Médica.

Hossne (1985) descreve sucintamente o processo histórico que antecedeu a criação da CNRM:

> *"A partir de 1972, iniciou-se um verdadeiro processo de desvirtuamento dos programas de Residência. Ao lado de programas sérios passaram a existir programas de nível e de finalidade inaceitáveis... o desvirtuamento e as distorções atingiram tal nível que, em 1977, o governo baixou um decreto através do qual se criou a CNRM, recomendada, aliás, pela Comissão de Ensino Médico do Ministério da Educação e Cultura em 1976".*

Feuerweker (1998) salienta que, ao longo de toda a década de 1970, os médicos residentes desenvolveram um vigoroso e aguerrido movimento reivindicatório baseado na necessidade de se criar alguma regulamentação em relação à Residência Médica. O movimento dos residentes reivindicava a regulamentação da RM pelo MEC e o estabelecimento de um nível mínimo de remuneração pelos serviços prestados. A ênfase atribuída a cada uma dessas reivindicações variou ao longo da evolução do movimento. Vale assinalar que, ao deflagrarem um movimento nacional em torno dessas reivindicações, os residentes utilizaram formas inéditas de mobilização dentre os médicos, como a paralisação geral da categoria. Assim, esses jovens heróis escreveram as páginas da história da primeira greve de médicos no Brasil.

Ressaltando o papel do movimento dos residentes, Feuerweker assim se expressa:

> *"Em 1977, nitidamente em resposta ao movimento reivindicatório dos residentes, foi criada a CNRM por meio de decreto presidencial".*

A legislação vigente

Dos textos legais em vigor destacam-se o Decreto Lei 80.281 de 05/09/77 e a Lei 6.932 de 07/07/81.

O decreto 80.281/77 regulamenta a Residência Médica, cria a Comissão Nacional de Residência Médica e dá outras providências. Este decreto, em seu artigo primeiro estabelece:

> *"A Residência Médica constitui modalidade de ensino de pós-graduação destinada a médicos sob a forma de curso de especialização, caracterizada por treinamento em serviço, em regime de dedicação exclusiva, funcionando em instituições de saúde, universitárias ou não, sob a orientação de profissionais médicos de elevada qualificação ética e profissional".*

Em função de um conjunto de fatores — criação de escolas médicas sem condições de oferecer treinamento hospitalar, hospitais particulares com Programas de Residência Médica de baixo nível de ensino, interesse na captação de mão-de-obra barata e os desdobramentos do movimento dos residentes por melhores condições de trabalho e ensino — após a criação da CNRM pelo decreto 80.281/77, o Congresso Nacional aprovou a Lei 6.932, sancionada pela Presidência da República em 07/07/81.

A Lei 6.932 dispõe sobre as atividades do médico residente e dá outras providências. Considerado o texto legal mais relevante em vigor, a Lei 6.932 abrange um conjunto de disposições em que se destacam os seguintes tópicos:

- ao definir Residência Médica, mantém a mesma redação do decreto 80.281/77, porém, suprime a expressão *"em regime de dedicação exclusiva"*;
- proíbe o uso da expressão *"Residência Médica"* para designar qualquer programa de treinamento médico que não tenha sido aprovado pela CNRM;
- estabelece o valor da bolsa de estudo para o médico residente (atualmente regulamentada pela Lei 10.405 de 09/01/2002);
- torna obrigatória a oferta de alojamento e alimentação pelas instituições de saúde responsáveis por Programas de Residência Médica;
- assegura licença gestante para a médica residente;
- estabelece o máximo de 60 horas de carga horária semanal, nelas incluídas 24 horas de plantão;
- assegura folga semanal de 1 dia e repouso de 30 dias consecutivos, por ano de atividade;
- estabelece que os Programas de Residência Médica conferem títulos de especialista, que constituem comprovante hábil para fins legais junto ao Conselho Federal de Medicina.

Finalmente, dentre as disposições legais vigentes cabe ressaltar, entre as diversas normas estabelecidas pela Comissão Nacional de Residência Médica, a Resolução 04/83 — que foi a primeira norma a estabelecer os requisitos mínimos dos Programas de Residência Médica nas diversas especialidades — e, em especial, a Resolução 05/2002, que dispõe sobre a categorização dos Programas (Programas com acesso direto, Programas com pré-requisito) e as normas que regem os PRMs nas diferentes especialidades médicas (tempo de duração dos programas, conteúdos mínimos e sistema de avaliação dos residentes).

Em relação à Resolução 05/2002 da CNRM, cumpre destacar os seguintes aspectos:

- definiu o tempo de dois anos de pré-requisito em Clínica Médica para os Programas de especialidades clínicas e dois anos de Cirurgia Geral para os Programas de especialidades cirúrgicas;
- em relação ao conteúdo, estabelece que as atividades teórico-complementares devem abranger temas relacionados às disciplinas de ética médica, bioética, metodologia cientifica, epidemiologia e bioestatística;
- na avaliação dos residentes, estabelece que serão utilizadas as modalidades de prova escrita, oral, prática ou de desempenho por escala de atitude que incluam comportamento ético, relacionamento com a equipe de saúde e com os pacientes;
- a critério da instituição, poderá ser exigida monografia e/ou apresentação ou publicação de artigo científico ao final do treinamento.

A residência médica no Brasil: crises e conflitos

Uma característica intrínseca do médico residente é a sua dualidade de função: estudante e trabalhador (Bacheschi,1998). Este é um entre diversos outros aspectos que têm provocado controvérsias em relação ao treinamento dos médicos residentes. Hahn, em 1984, sintetizou os conflitos que permeiam este sistema híbrido e complexo chamado Residência Médica:

> *"Inseridas no debate sobre a Residência Médica, estão várias questões importantes para quem reflete, mais amplamente, sobre o ensino médico e sobre a educação superior brasileira: a questão da autonomia universitária, as relações entre a Residência Médica e o sistema de pós- graduação, o mercado de trabalho do médico e suas determinações, os limites da especialização médica e a produção de conhecimento científico na área."*

No centro deste debate encontra-se a Lei 6932. Dado o seu caráter abrangente, na medida em que legisla sobre questões no campo do direito do trabalho e também no campo do ensino, esta lei tem sido objeto de muita celeuma. Dentre os principais e polêmicos pontos destacam-se:

- a questão da compatibilidade entre a Lei 6.932 e a autonomia universitária que, em última análise, questiona o exercício da competência, outorgada pela lei à CNRM (Betiol, 1984);
- a obtenção de título de especialista pelo residente é questionada pelas associações e sociedades de especialidades médicas quanto à competência e critérios adotados;
- a questão da categorização ou não da Residência Médica como pré-requisito obrigatório para os cursos de mestrado e doutorado.

Ao lado destas importantes questões relativas ao ensino e à formação profissional do médico coexistem outras de natureza trabalhista.

Que a Lei 6.932 tenha um conjunto de disposições discutíveis e questionáveis parece ser uma crítica procedente; por outro lado, é também verdadeiro que esta lei contém medidas disciplinadoras que visam corrigir distorções, das quais a exploração da mão-de-obra barata é, sem dúvida, a mais inquietante.

Idênticas considerações são válidas em relação às normas e regulamentos emanados da CNRM que, embora discutíveis, contêm em suas disposições o mérito de evitar o credenciamento de verdadeiros programas "fantasmas" de Residência Médica.

Essas questões foram abordadas por Bevilacqua (1984), em seu histórico sobre a residência médica no Brasil:

> *"A preservação das instituições de ensino e pesquisa médica, como centros de excelência, gerou a seguinte polarização: de um lado, as instituições que encaravam o residente como um médico em formação. Enquadram-se aqui, principalmente, os hospitais universitários. Opondo-se a isto, outras, que se interessavam pelo profissional médico já graduado, barato, disponível 24 horas por dia, pronto para aceitar ordens e regulamentos. Algumas instituições, por força de sua inserção no mercado, manifestavam atitudes dúbias e às vezes conflitantes com relação ao aspecto a ser privilegiado: ensino médico pós-graduado ou mão-de-obra."*

Hossne, em 1985, mostrava-se pouco otimista em relação ao futuro da residência médica no Brasil:

> *"... não há como negar que muitos pontos positivos foram alcançados; muitos programas ruins de Residência foram desativados ou, pelo menos deixaram de ser incentivados... contudo, o exercício de poder (pela CNRM), sem maior reflexão crítica por parte da universidade, criou distorções e acumulou problemas a tal ponto que, na busca de saídas, não será temerário prever inclusive a extinção da Residência Médica, substituindo-a por outro programa qualquer ou por outro nome".*

Lamentavelmente, a previsão deste educador, à época, se revelou parcialmente verdadeira. A impossibilidade de encontrar alternativas que pudessem compatibilizar a manutenção de um ensino pós-graduado de alto nível com o respeito à legislação — impossibilidade agravada por uma séria crise econômica — levou à interrupção de diversos programas de residência médica no Brasil. Foi doloroso acompanhar o declínio desse eficiente sistema educacional de capacitação profissional do médico nesse período. O fato é que, durante um processo de aprimoramento, a RM foi duramente atingida a ponto de deixar de existir, ainda que temporariamente, em algumas instituições médicas de alto nível.

Esse quadro foi se modificando gradativamente a partir dos anos 1993/94, e a residência médica conseguiu recuperar a sua importância como instrumento de especialização e aprimoramento profissional em Medicina. O número de pedidos de credenciamento de Programas de Residência Médica voltou a crescer e algumas instituições de renome, que haviam suspendido temporariamente seus Programas, voltaram a recredenciá-los junto à CNRM.

Nesta época (1993/94), teve início o quinto período da história da residência médica no Brasil, que, em meu entender, deve ser denominado o período de *Revitalização da Residência Médica.*

Como atestado da crescente pujança da residência médica nos últimos anos, é importante destacar que em 1996, 289 instituições de saúde ofereciam vagas para 9.465 residentes no Brasil. Em 2003, o número de instituições que oferecem PRMs cresceu para 415 e o número de residentes passou para 20.458.

Atualmente (2005), estão credenciados pela Comissão Nacional de Residência Médica (CNRM) 3.139 programas de residência médica, que oferecem 22.424 vagas em 452 instituições de saúde brasileiras. Metade das vagas são em programas de especialidades em áreas básicas (clínica médica, cirurgia geral, pediatria e obstetrícia/ginecologia). Cerca de 9.000 vagas são para residentes de primeiro ano. Em termos de distribuição regional dos Programas, há uma concentração nas regiões Sudeste e Sul, sendo mais expressiva na região Sudeste, que conta com 54,71% das instituições e 65,49% dos médicos residentes do país. O valor atual da bolsa é de R$ 1.474,19 (Lei 10.405 de 09/01/2002).

A crise interna da residência médica

Embora reconhecida como uma forma eficiente de capacitação profissional em Medicina, a Residência Médica tem sido submetida nos últimos trinta anos a diversas críticas nos Estados Unidos da América (EUA) e em outros países (Austrália, Canadá, Inglaterra), em especial com relação à sobrecarga assistencial, excessiva carga horária de trabalho e privação do sono.

A experiência com residência médica tem evidenciado que, simultaneamente ao incremento da competência, auto-confiança e segurança profissionais, o treinamento pode ter efeitos prejudiciais na sensibilidade dos médicos em relação aos pacientes e na qualidade de vida pessoal, exacerbando mecanismos de auto-proteção que acentuam e cristalizam um processo que se desenvolve gradual e progressivamente ao longo do curso de Medicina (Adler e cols., 1980; Rotbart e cols., 1985; McCue, 1985, Butterfield, 1988; Bellini e col. 2002).

A década de 1970 foi particularmente fértil na produção de trabalhos sobre a natureza estressante do exercício profissional e da Residência Médica, assim como sobre a vulnerabilidade psicológica dos estudantes e médicos ao estresse inerente à tarefa médica. Alguns trabalhos dessa época se tornaram clássicos, sendo referência obrigatória nas inúmeras publicações que apareceram na década seguinte.

A Associação Médica Americana (AMA), preocupada com o desgaste físico e o sofrimento psíquico dos médicos residentes, convocou, em dezembro de 1976, um grupo de trabalho para desenvolver modelos de prevenção e reabilitação destes médicos. Desse trabalho resultou um livro (Tokarz e cols., 1979), intitulado *Beyond Survival - The challenge of impaired student and resident physician.* O livro tinha como objetivos:

- salientar a importância e a gravidade do problema do desgaste físico e do sofrimento psíquico (*physician impairment*) não só entre residentes, mas entre todos os médicos;

- estimular todo residente a reconhecer a importância da prevenção do *physician impairment* ao longo do treinamento e da prática médica.

O treinamento em serviço, sob supervisão, que define a residência médica, foi comparado por Cousins (1981) a um ritual de passagem, a um teste de resistência, pelo qual o médico recém-formado deve passar para pertencer à ordem dos "verdadeiros médicos". O autor, após percorrer, durante dois anos, escolas médicas e hospitais em vários estados dos EUA, descreve as inquietudes que estas visitas lhe suscitaram:

> *"... que espécie de competência científica é razoável se esperar de um médico que não dorme há 32 horas? É uma boa política deixar pacientes gravemente enfermos serem tratados por médicos que estão física e emocionalmente exaustos?".*

Estas preocupações já se manifestavam na literatura desde os clássicos trabalhos de Friedman e cols (1971,1973) e de Valko e Clayton (1975), que estudaram os efeitos da privação do sono e a incidência de depressão em residentes de primeiro ano. Desde então, um grande volume de trabalhos aparece na literatura, buscando identificar as fontes de estresse e os efeitos desse estresse nos residentes e na qualidade da assistência prestada aos pacientes. Um caso judicial famoso que ocorreu no período 1984/87, nos EUA, contribuiu sobremaneira para o incremento de estudos nesta área.

O caso Libby Zion e a residência médica

Em março de 1984, uma jovem de 18 anos, chamada Libby Zion, apresentou um quadro febril e otalgia, tendo procurado atendimento médico em um pronto-socorro na cidade de Nova Iorque, por orientação do seu médico particular. Ela veio a morrer, no Hospital New York, algumas horas após ser internada. Libby Zion havia sido atendida por um residente de primeiro ano (R1) que recebera supervisão de um R2. Ambos estavam de plantão havia mais de 18 horas. A paciente fora atendida às 23:30 e internada às 2:00, vindo a falecer às 6:30 da manhã.

Seu pai, um procurador da justiça e articulista colaborador do jornal *The New York Times*, requereu uma investigação sobre a morte da sua filha, atribuindo-a aos inadequados cuidados que teria recebido de residentes sobrecarregados e sem a necessária supervisão de profissionais experientes. O procurador geral do Estado acolheu esta solicitação e instaurou um processo para investigar as circunstâncias que cercaram a morte de Libby Zion.

Dessa investigação resultou um relatório que veio a público em dezembro de 1986, junto com a decisão do grande júri da Suprema Corte do Estado de Nova Iorque. Asch e Parker (1988) resumem as conclusões desta investigação:

> *"...embora o grande júri não tenha condenado*[2] *o hospital New York nem os seus residentes, foram encontradas muitas falhas no sistema de treinamento da Residência Médica. O relatório do grande júri foi, na verdade, uma condenação da educação médica americana".*

O relatório apontou as circunstâncias que podem ter contribuído para a morte de Libby Zion e sugeriu cinco recomendações para modificações na estrutura assistencial:

---

[2] A decisão do grande júri em 1986 se refere à responsabilidade criminal: *"A grand Jury in New York City decides not to issue criminal indictments related to Zion's death but makes recommendations to improve patient care, including a limit on consectuve working conditions".* Em relação à responsabilidade civil, a decisão, emanada em 1995, foi a seguinte: *"A New York City jury, ruling in a civil suit brought by Libby Zion's family, clears New York Hospital of blame for her death, although it finds the hospital negligent for leaving one of her physicians alone with more than 40 pacients on the night of her death. The jury faults some of Zion's doctors, as well as Zion, for not revealing that she had taken cocaine and prescription medicine"* (Steinbrook, 2002).

- A primeira recomendação foi de que o Departamento de Saúde do Estado deveria regulamentar a locação de médicos nos serviços de emergência com no mínimo três anos de treinamento na área de emergências médicas.
- A segunda recomendava que os R1 e R2 deveriam ter assegurada a necessária supervisão por parte de médicos que tivessem concluído a especialização mínima de três anos em emergências.
- A terceira — considerando que os residentes estavam há mais de 18 horas de plantão — sugeria que deveriam ser promulgadas regulamentações para limitar as horas consecutivas de trabalho para os residentes nos hospitais.
- A quarta — considerando que a paciente havia sido contida no leito (devido a agitação) e que esta ordem médica fora dada pelo R1 por telefone — recomendava que deveria haver uma regulamentação para a restrição física e que padrões de atenção e cuidados aos pacientes restritos deveriam ser estabelecidos.
- E finalmente a quinta recomendação — considerando que a paciente fazia uso de fenelzina e que fora medicada com meperidina no hospital, sendo esta uma associação medicamentosa contraindicada pelo Physician's Desk Reference (PDR) — sugeria que os hospitais implementassem sistemas computadorizados para controlar as contra-indicações de combinações de drogas (vale assinalar que o exame toxicológico revelou a presença de cocaína no organismo da paciente, de tal forma que os efeitos da cocaína devem ser considerados como elementos importantes em relação ao óbito da paciente).

O caso Libby Zion, com suas repercussões e desdobramentos, foi amplamente coberto pela mídia. O *New York Times* (3/6/87) publicou matéria intitulada: "Nova Iorque pretende limitar os horários de trabalho dos médicos nos hospitais". A revista *Time,* em 31/8/87, destaca: "Reexaminando o plantão de 36 horas: O Estado de Nova Iorque lidera um movimento para mudar o modo pelo qual os médicos americanos são treinados".

O tema mereceu igual destaque no jornal *USA Today* e na revista *Esquire*, para finalmente entrar no amplo domínio público através de um famoso programa da rede CBS de televisão, chamado *60 minutos* (Butterfield, 1988).

Um dos mais importantes desdobramentos do caso Libby Zion foi a constituição de uma comissão — *The Ad Hoc Advisory Committee on Emergency Services* — formada por nove eminentes médicos de Nova Iorque. Esta comissão, que ficou conhecida como Comissão Bell, sugeriu que os plantões em serviços de emergência deveriam ser limitados a 12 horas consecutivas de trabalho e, em serviços não emergenciais, a 16 horas com um intervalo mínimo de 8 horas entre os plantões. A Comissão reconheceu que a implementação destas sugestões teria um forte impacto no sistema assistencial e de ensino.

Além de diversas associações médicas, a Comissão ouviu a Associação dos Hospitais de Nova Iorque, que forneceu alguns dados sobre os custos dessas modificações. Um estudo dessa associação revelou que, para a implementação deste novo sistema, seriam necessários mais 2.045 médicos em período integral e 947 para-médicos, também em período integral, ao custo estimado anual de duzentos milhões de dólares.

Frente a estes dados, a Comissão Bell flexibilizou suas sugestões, retirando a recomendação das 12 horas nos plantões de emergência, admitindo a possibilidade de plantões de 24 horas e enfatizando a prioridade da supervisão por profissionais experientes nos serviços que demandam cuidados intensivos. Em relação aos residentes, as recomendações foram:

- a carga horária não deveria ultrapassar 80 horas semanais;
- não deveriam ser escalados para trabalhar mais do que 24 horas consecutivas;
- deveriam ter um período livre de 24 horas por semana.

Essas recomendações foram regulamentadas e passaram a vigorar no Estado de Nova Iorque a partir de 01 de julho de 1989.

Várias foram as repercussões deste caso judicial, pela extensa cobertura dada pela mídia impressa e televisiva. Um dos desdobramentos mais significativos foi um incremento na publicação de trabalhos científicos discutindo vários aspectos ligados ao treinamento na Residência Médica. Em um trabalho publicado no JAMA em 1989, Colford e McPhee assim sintetizavam, à época, a situação da residência médica nos EUA:

> *"A Residência Médica está em crise. Pedidos de modificações têm aparecido tanto na imprensa leiga como na literatura científica. Leis regulamentando os programas de Residência Médica têm sido propostas em vários Estados. Crescem os movimentos de associações de residentes reivindicando mudanças".*

O debate sobre modificações na carga horária dos residentes se manteve na última década do século XX (Bell, 1993; Laine e cols., 1993). Em outubro de 2001, a AAMC (Association of American Medical Colleges) recomendou que *"in no case should residents be scheduled to be on duty more than 80 hours a week"* e, em junho de 2002, a AMA (American Medical Association) reforçou essa recomendação, estabelecendo, no entanto, que um adicional de 5% poderia ser acrescido em alguns programas, desde que embasados em sólidas justificativas. Em 2003, o ACGME (Accreditation Council for Graduate Medical Education) estabeleceu normas para o funcionamento dos PRMs, limitando oficialmente em todo o país a carga horária semanal máxima em 80 horas.

Estas modificações realizadas pelas entidades médicas, além de fundadas em preocupações com o aprendizado e o bem-estar dos residentes, foram resultado também, em grande parte, de pressões sociais relacionadas à proteção aos pacientes (Steinbrook, 2002; Gaba e Howard, 2002). Esta questão — carga de trabalho e riscos para a saúde do residente e para a qualidade da assistência — mostra-se particularmente relevante se levarmos em consideração a magnitude do universo dos Programas de Residência Médica (PRM) nos EUA: são 8.200 PRMs, que oferecem aproximadamente 100.000 vagas, sendo mais da metade em programas de áreas básicas (22.000 em Medicina Interna; 11.000 em Medicina da Família; 8.000 em Pediatria; 8.000 em Cirurgia Geral; 5.000 em Obstetrícia/Ginecologia).

Problemas como os relatados também ocorrem no nosso cotidiano profissional. É importante lembrar que no Brasil dispomos de legislação que regulamenta a carga horária de trabalho dos residentes, ou seja, a legislação em vigor (Lei 6.932) estabelece que a carga horária semanal de trabalho na residência médica é de 60 horas, incluídas 24 horas de plantão. Violações dessa lei foram recentemente documentadas e associadas com comprometimento da qualidade de vida dos residentes (Oliveira Filho et al., 2005).

Capítulo II

O estresse psicológico em medicina

Estresse psicológico

Define-se estresse como o estado de tensão de um organismo submetido a qualquer tipo de agressão, como dor, frio, fome, estados tóxicos ou infecciosos ou qualquer outro "agente estressor", incluindo, por extensão, as influências psicológicas. Dos elementos estressógenos — de natureza psicológica — mais estudados, destacam-se (Melo Filho, 1978):

- as tarefas de responsabilidade;
- as reações a eventos inesperados;
- as situações de expectativa e de contato com o novo.

Dito de outra forma, estresse se refere ao conjunto de reações que um organismo desenvolve ao ser submetido a uma situação que exige um esforço adaptativo. Há, na literatura, uma crescente tendência ao uso dos vocábulos "*eustress*" e "*distress*", no sentido de distinguir dois estados: o de "*eustress*", em que a capacidade adaptativa estaria preservada e o de "*distress*", em que haveria uma falência dos mecanismos adaptativos ou uma inadequada adaptação (Colford e McPhee, 1989).

Vários campos do conhecimento têm oferecido importantes contribuições para a compreensão de alguns aspectos do fenômeno adaptativo. A fisiologia, através dos conceitos de **estresse e síndrome geral de adaptação**, a psicanálise, através das noções de **inconsciente dinâmico, conflito psíquico, ansiedade e mecanismos de defesa do Ego** e, mais recentemente, a área de administração de recursos humanos, com o conceito **demanda-controle**, têm contribuído para o desenvolvimento de métodos de estudo nesta área.

Os conceitos ligados à compreensão dos fenômenos adaptativos se entrelaçam de forma tão íntima que podem ser considerados como linguagens distintas que falam de fenômenos semelhantes. Beresford e cols. (1983), por exemplo, definem os mecanismos de defesa do Ego como a resposta individual inconsciente ao estresse.

Estresse e angústia, mecanismos adaptativos e mecanismos de defesa são conceitos que se interpenetram e por vezes se superpõem. Vaillant (1971) elaborou uma hierarquia para os mecanismos de defesa, classificando-os de acordo com o grau de maturidade. Segundo o autor, à medida que o desenvolvimento de um indivíduo se processa, os mecanismos de defesa utilizados no início da vida dão lugar a outros mais maduros. Assim, por exemplo, pode-se considerar que a negação dá lugar à repressão que, na vida adulta, pode ser substituída pela supressão ou sublimação.

A expressão em língua inglesa *coping mechanisms*, cuja tradução mais corrente tem sido "estratégias de enfrentamento", refere-se ao uso dos recursos adaptativos frente ao estresse, ou seja, às alternativas utilizadas pelos indivíduos para lidar com situações estressantes, difíceis, angustiantes. Os *coping mechanisms* apresentam uma similitude com os mecanismos de defesa do nível "maduro" da classificação de Vaillant (1971).

O processo adaptativo, como todo comportamento humano, é extremamente complexo, envolvendo as múltiplas dimensões do homem e a interação de diversos fatores (biológicos, sociais, psicológicos, culturais, econômicos, religiosos). Assim, por exemplo, sabe-se que a intensidade da reação fisiológica frente a um determinado estímulo não depende somente da intensidade deste, mas também da forma como é percebido e avaliado. Do processo de avaliação de uma situação estressante participam variáveis de personalidade e mecanismos defensivos e de controle, que têm a função de minimizar ou eliminar o dano real ou antecipado (Stepke, 1984).

A avaliação de uma situação como mais estressante ou menos estressante varia, portanto, de acordo com:

- a personalidade do indivíduo;
- a magnitude, intensidade, freqüência, duração e previsibilidade da situação estressante;
- a experiência anterior do indivíduo com situações semelhantes.

Saúde mental e trabalho médico: modelos conceituais

Em função do conhecimento oriundo de pesquisas sobre a atividade laboral e a saúde física e mental do trabalhador em geral, diversos estudos se desenvolveram na busca de conhecer e desvendar eventuais correlações entre a prevalência de distúrbios emocionais e disfunções profissionais em médicos e a natureza estressante do exercício profissional. No campo da relação entre saúde mental e trabalho, habitualmente três modelos conceituais têm sido utilizados: **Estresse-Adaptação**, **Burnout** e **Demanda-Controle**.

O modelo conceitual do estresse se apóia em uma concepção interacional que compreende o binômio **estresse-adaptação** (Kalimo e Mejman, 1987). Em sua origem, o termo *stress*, que veio da Física, refere-se ao grau de deformidade que uma estrutura sofre quando é submetida a uma sobrecarga. O termo foi introduzido em medicina para nomear o conjunto de reações que um organismo desenvolve ao ser submetido a uma situação que exige um esforço adaptativo. Assim, o conceito de *estresse* está intimamente ligado à noção de **adaptação**. Uma definição operativa de estresse pode ser assim formulada: estresse é a resposta adaptativa do organismo (corpo e mente) às pressões internas (desejos, ambições, expectativas, conflitos) e externas (pressões vinculadas ao exercício profissional, às condições de trabalho).

Um conceito, também oriundo da física, chamado **resiliência**[3], que se refere à propriedade e capacidade do organismo de suportar e lidar satisfatoriamente com as cargas e sobrecargas da vida, tem sido evocado para se compreender porque alguns indivíduos conseguem se desenvolver em condições bastante desfavoráveis enquanto outros não se adaptam e/ou adoecem.

[3]Resiliência: (Física) Propriedade que alguns corpos apresentam de retornar à forma original após terem sido submetidos a uma deformação elástica; (Figurativo) Capacidade de se recobrar facilmente ou se adaptar à má sorte ou às mudanças. Elasticidade. Capacidade rápida de recuperação (Houaiss, 2001).

Um outro modelo conceitual é conhecido como ***burnout*** (Maslach,1986). A chamada Síndrome do *Burnout* ou Síndrome do Esgotamento Profissional (Pereira, 2002) tem sido reconhecida como uma condição experimentada por profissionais que desempenham atividades em que está envolvido um alto grau de contato com outras pessoas. Esta síndrome tem sido considerada como uma resposta ao estresse emocional crônico intermitente, inerente ao exercício profissional. A Síndrome do *Burnout* se caracteriza por exaustão emocional, despersonalização (no sentido de despersonalizar o atendimento dos pacientes), redução da realização profissional, da eficiência e da produtividade.

Um terceiro modelo conceitual que merece ser destacado, tanto pela sua importância como elemento contributivo para o gerenciamento da organização do trabalho em saúde como pelo caráter dinâmico e interacional da sua concepção, é o modelo **Demanda-Controle** (Karasek, 1979). Neste modelo, a demanda psicológica do trabalho do profissional é relacionada com o grau de autonomia e controle que ele tem sobre a sua atividade, podendo-se, portanto, caracterizar atividades que apresentam maior ou menor grau de insalubridade psicológica e de risco de desenvolvimento de problemas de saúde. De acordo com esse modelo, é possível se fazer uma categorização das atividades laborais em quatro tipos: **alta exigência de trabalho** (que se caracteriza por uma alta demanda psicológica no exercício profissional e com baixo controle sobre a atividade, como por exemplo o que ocorre com os plantonistas de serviços de emergência); **trabalho ativo** (alta demanda psicológica e alto controle da atividade, como por exemplo nos cargos de direção em instituições de saúde, como o de diretor clínico de um hospital público); **trabalho passivo** (baixa demanda psicológica e baixo controle, como por exemplo no trabalho burocrático repetitivo com pouca responsabilidade da tarefa) e **baixa exigência** (baixa demanda e alto controle, como por exemplo em alguns contextos de serviço público em que, em função dos baixos salários, apadrinhamento político ou caracteropatia, os profissionais não comparecem ao local de trabalho ou, quando o fazem, não trabalham).

Riscos para a saúde do médico: o estresse ocupacional

Os riscos ocupacionais para a saúde do médico podem estar ligados às relações de trabalho (autonomia, remuneração, competição profissional), riscos biológicos (exposição a fluidos orgânicos como sangue e secreções), físicos (radiações), químicos (gases anestésicos) e ergonômicos (condições de trabalho — em especial nos plantões — como iluminação, conforto térmico e acústico, alimentação, segurança). Esses riscos são universais e inerentes ao trabalho médico.

Dados referentes à realidade nacional indicam que certas condições de trabalho do médico brasileiro caracterizam um ambiente profissional penoso e insalubre.

Estudo sobre o perfil do médico brasileiro (Machado, 1997) identificou que as relações de trabalho, o tempo dedicado à atividade profissional, as formas de remuneração e as questões éticas têm uma influência significativa na saúde do médico. A pesquisa revelou que 80% dos médicos brasileiros consideram a atividade médica desgastante e atribuem esse desgaste aos seguintes fatores: excesso de trabalho, múltiplos empregos, baixa remuneração, más condições de trabalho, alta responsabilidade profissional, dificuldades na relação com os pacientes, cobrança da população e perda da autonomia.

O exercício atual da medicina no Brasil tem se tornado cada vez mais difícil devido a um conjunto de fatores que têm conduzido ao aumento do estresse profissional do médico, em especial com relação aos profissionais que exercem atividade assistencial. Assim, a desordenada criação de novas escolas médicas (com o conseqüente crescimento do número de profissionais e aumento da competição entre os médicos), o acelerado desenvolvimento de novos recursos diagnósticos e terapêuticos (que leva a uma necessidade constante de atualização), a crescente presença das empresas compradoras de serviços médicos (da qual decorre a perda do caráter liberal da prática profissional) e a promulgação de novas normas e leis, como por exemplo, o Código de Defesa do

Consumidor (com o conseqüente aumento do número de denúncias e de processos tanto na esfera judicial como no âmbito ético-profissional), são fatores que pressionam os profissionais.

Essas pressões e mudanças levaram à perda da autonomia do profissional, perda de remuneração (que conduz ao multiemprego), aumento da competição, com mudanças do comportamento ético na disputa profissional (o império do "vale tudo", do "salve-se quem puder"), maiores dificuldades no relacionamento com os pacientes (devido à maior cobrança social), aumento do risco profissional (aumento dos processos éticos e judiciais), insatisfação com a profissão (perda ou diminuição da auto-estima) e, conseqüentemente, maiores riscos para a saúde física e mental.

O exercício profissional médico é um complexo fenômeno que envolve um grande conjunto de variáveis: vocação médica (Millan, 2003), as motivações conscientes e inconscientes da escolha da profissão (Millan e cols., 1999) e da escolha da especialidade (Bellodi, 2001), as características psicossociais da população assistida, as peculiaridades do mercado de trabalho (grau de autonomia profissional, trabalho assalariado, atendimento de pacientes conveniados, plantões) e do ambiente sócio-cultural que preside as relações da sociedade com as instituições médicas e com os médicos (Nogueira-Martins L. A.; Nogueira –Martins M.C.F., 1998; Nogueira-Martins, 2005).

Vale dizer que as características das relações entre a sociedade e a medicina se revelam, por vezes, extremamente conflituosas, como podemos assistir às vezes no extremado debate que costuma ocorrer quando se trata de temas pungentes, como por exemplo, acerca do erro médico. Assim, além das tradicionais e permanentes pressões a que estão submetidos os médicos no exercício de sua profissão, há também fatores circunstanciais e conjunturais que podem representar sobrecargas adicionais.

Na abordagem do caráter estressante da tarefa médica, merecem destaque os tópicos referentes à morbidade psicológica e psiquiátrica da população médica, aos fatores estressantes inerentes à tarefa médica, às respostas adaptativas ao estresse da tarefa e à importante questão da vulnerabilidade psicológica de uma parcela da população médica.

Morbidade psicológica e psiquiátrica na população médica

Em reuniões informais, os médicos costumam recordar de um ou dois colegas de turma que faleceram por suicídio ou que ficaram incapacitados para o exercício profissional devido a distúrbios psiquiátricos, associados ou não ao uso de drogas.

Este delicado tema desperta várias reações entre as quais se inclui um certo temor de se aproximar destes fatos. Schreiber, em 1977, ressaltava os fatores psicológicos que costumam dificultar as pesquisas e a assistência nesta área:

> *"O tema dos médicos emocionalmente perturbados é doloroso. O médico-paciente nega sua condição de paciente. Ele esconde suas dificuldades emocionais dos colegas, da família e de si mesmo. Ele oculta seus problemas porque isto ameaça sua auto-estima, seus ganhos e seu direito à prática profissional. Freqüentemente seus colegas e família mantêm uma espécie de conspiração do silêncio, acreditando no mito de que os médicos deveriam ser capazes de curar a si próprios."*

Morbidade geral

Alta prevalência de suicídio, depressão, estresse, *burnout*, uso de substâncias psicoativas (medicamentos, álcool e outras drogas), distúrbios conjugais e disfunções profissionais em médicos, assim como altos índices de estresse e depressão em residentes de Medicina (em especial em residentes de primeiro ano) têm sido descritos na literatura (Toews e cols., 1997; Nogueira-Martins e Jorge, 1998; Center e cols. 2003; C.M.A., 2003; Firth-Cozens, 2003; Thomas, 2004). Há, atualmente, evidências suficientes que apontam para a necessidade de dedicarmos maior atenção ao tema referente à saúde dos médicos e, em especial, à saúde mental. Recente estudo realizado na Inglaterra sobre a mortalidade em médicos mostrou que suicídio, cirrose hepática e acidentes estão entre as principais causas de morte (Stanton e Caan, 2003).

Dados da década de 1980 indicavam que 6 a 10% da população médica americana em atividade teria ou viria a ter problemas com alcoolismo, dependência de drogas, depressão e tendências suicidas (Asken e Raham, 1983). Outros estudos estimaram que 10% dos médicos poderiam estar emocionalmente perturbados e que os médicos eram tratados devido a doenças afetivas e abuso de drogas e álcool em uma proporção duas vezes maior que um grupo controle socialmente pareado (Pilowski e O'Sullivan, 1989).

Pitts e cols. (1961) referem ter encontrado uma incidência de 15% de patologias psiquiátricas em alunos de primeiro ano de Medicina. Strecker e cols., em um clássico estudo realizado em 1937, encontraram traços neuróticos em 46,5% dos estudantes de Medicina. Cerca de 25% foram classificados como tendo um prognóstico preocupante e 2,6% foram incluídos na categoria de pré-psicóticos com prognóstico muito preocupante.

Thomas, em 1976, referia que cerca de 10% dos estudantes da Universidade Johns' Hopkins não conseguiam desenvolver seu potencial como médicos devido a distúrbios emocionais e que o suicídio era responsável por 34,7% de todas as mortes prematuras em médicos.

Um sentimento genérico e difuso de infelicidade manifestado por médicos tem sido, recentemente, objeto de preocupação de associações profissionais e órgãos reguladores do exercício profissional em vários países (Smith, 2001; Edwards e cols., 2002)

Suicídio

A preocupação com a questão do suicídio na população médica é antiga na literatura. Datam de 1858 as primeiras observações realizadas na Inglaterra referindo haver uma maior freqüência de suicídios na população médica em comparação com a população geral. Em julho de 1903, o JAMA abordava a questão, discutindo a magnitude do problema em um dos seus editoriais intitulado *Suicides of physicians and the reasons*; cem anos depois, a mesma revista publicou artigo intitulado *Confronting depression and suicide in physicians: a consensus statement*, onde se indica a necessidade e importância da ampla divulgação deste tema entre os médicos (Center e cols., 2003).

O coeficiente de mortalidade por suicídio em médicos é duas a três vezes maior do que a taxa de suicídio na população geral ou mesmo em relação a outros grupos profissionais (Mawardi, 1979; Mccuc, 1982; Arnetz e cols., 1987; Arnetz e Tonks, 1993; Meleiro, 1998; 1999). Uma revisão sistemática de trabalhos publicados entre 1963 e 1991 encontrou índices de mortalidade por suicídio em maior proporção em médicos do que na população geral, sendo referida também uma alta prevalência de depressão (Center e cols., 2003). O uso de drogas e álcool está associado com 20 a 50% dos suicídios entre os médicos (Thomas, 1976).

Segundo Rose e Rosow (1973), profissionais da área da saúde apresentam uma tendência à auto-destruição duas vezes maior que outros grupos da mesma condição social, independentemente do sexo. Estes autores comentam:

> *"É dolorosamente evidente que o suicídio é um problema de grande proporção entre os médicos e profissionais de saúde, os quais, ironicamente, dedicam suas vidas a cuidar de outras pessoas."*

Fatores como sexo, idade, etapas da formação profissional e especialidade estão relacionados aos índices de mortalidade por suicídio como descrito a seguir:

- Sexo – A taxa anual de suicídio entre os médicos por 100.000 é de 38.3 na população masculina e de 40.5 na população feminina (Craig e Pitts, 1968). Esse coeficiente de mortalidade por suicídio da população médica feminina representa a mais alta taxa para qualquer grupo de mulheres e é aproximadamente 4 vezes maior que a taxa na população feminina acima dos 25 anos de idade (Ross, 1973; Arnetz e cols., 1987).

- Idade – Entre os médicos, 28% das mortes por suicídio ocorrem abaixo dos 40 anos de idade, enquanto que na população geral, nesta faixa etária, concentra-se apenas 9% dos suicídios. O suicídio entre os médicos ocorre na fase mais produtiva de sua vida profissional — 50% entre 35 e 54 anos — atingindo homens e mulheres com idade média de 48 e 41 anos, respectivamente (Ross, 1973). Estudo recente em nosso meio realizado pela Fundação Sistema Estadual de Análise de Dados (SEADE) e pelo Conselho Regional de Medicina de São Paulo (CREMESP) revelou que 11% dos óbitos de médicos no Estado de São Paulo, na faixa etária entre 20 a 39 anos, foram causados por suicídio, sendo esta a primeira causa de morte nesta faixa etária. O coeficiente de mortalidade por suicídio encontrado nesse estudo é quase quatro vezes maior do que na população geral de mesma idade e duas vezes maior do que a encontrada em outros profissionais de nível superior.
- Etapas da formação profissional – Entre estudantes de Medicina, o suicídio é a segunda causa de morte mais comum, sendo suplantada apenas pelos acidentes (Ross, 1973; McCue, 1982; Millan e cols., 1990, 1991, 1999). No período de 1947/67, em uma população de 85.299 estudantes de medicina norte-americanos, a taxa de suicídio foi significativamente maior que a de um grupo populacional pareado (Ross, 1973). Em relação ao suicídio durante o treinamento na Residência Médica há poucos estudos relatados na literatura. Um desses estudos, uma enquete nacional sobre licenças e afastamentos por distúrbios emocionais, realizada nos EUA no período 1979-1984, abrangendo 274 programas de residência médica em Medicina Interna, revelou que 1% dos residentes (cerca de

500 residentes) se afastou do treinamento devido a distúrbios emocionais. Desses 500 residentes que se licenciaram ou foram afastados, 2% (8 residentes) se suicidaram e outros 3% tentaram o suicídio (Smith e cols., 1986).

- Especialidade médica – Há uma considerável variação no coeficiente de mortalidade por suicídio em médicos, considerando-se as diversas especialidades. Estudos realizados nos EUA apontam que anestesistas, psiquiatras e oftalmologistas apresentam as maiores taxas, enquanto que pediatras, dermatologistas, cirurgiões e patologistas apresentam as menores (Mawardi, 1979). Um estudo realizado na Suécia (Arnetz e cols., 1987) mostrou que o grupo de cirugiões gerais apresentou a mais alta taxa de suicídio por especialidade.

Dependência química

Os médicos apresentam taxas similares de uso nocivo e dependência de substâncias em relação à população geral, variando entre 8% a 14% (Brewster, 1986). Em relação ao álcool, alguns estudos relataram taxas até mesmo superiores (Glatt, 1977). A freqüência de uso nocivo e dependência de opióides e benzodiazepínicos é, aproximadamente, cinco vezes maior que na população geral (Hughes e cols., 1992). Há dados sugestivos de que o problema é subestimado e de que o número de médicos em tratamento tende a aumentar se a notificação dos casos for compulsória e se houver flexibilidade entre as medidas terapêuticas e administrativas (Wijesinghe e Dunne, 1999).

Alguns fatores de risco para uso de substâncias psicotrópicas entre médicos são freqüentemente citados na literatura: acesso fácil aos medicamentos; história familiar de dependência; problemas emocionais; estresse no trabalho e na família; auto-administração no tratamento para dor e para o humor; onipotência e padrão de prescrição exagerada. Anestesiologia, Medicina de Urgência e Psiquiatria são consideradas especialidades de maior risco (McAuliffe e cols., 1987).

Providenciar tratamento para os médicos com dependência química não é tarefa fácil; porém, quando em tratamento, no entanto, seu prognóstico é melhor que o da população geral; a maioria se recupera e retorna ao trabalho, sob supervisão (Shore, 1987; Pelton e Ikeda, 1991).

Um estudo realizado no Brasil (Alves e cols., 2005) com 198 médicos em tratamento ambulatorial por uso nocivo e dependência química, revelou os seguintes dados: a maioria era do sexo masculino (87,8%), casados (60,1%), com idade média de 39,4 anos. Sessenta e seis por cento já tinham sido internados por causa do uso de álcool e/ou drogas. As especialidades mais envolvidas foram: Clínica Médica, Anestesiologia e Cirurgia. Quanto às substâncias consumidas, o mais freqüente foi o uso associado de álcool e drogas (36,8%), seguido por uso isolado de álcool (34,3%) e uso isolado de drogas (28,3%). Observou-se o intervalo de 3,7 anos em média entre a identificação do uso problemático de substâncias e a procura de tratamento, sendo que 30,3% o fizeram voluntariamente. Quanto aos problemas sociais e legais, observou-se: desemprego no ano anterior em quase um terço da amostra; problemas no casamento ou separação (52%), envolvimento em acidentes automobilísticos (42%), problemas jurídicos (19%), problemas profissionais (84,8%) e problemas junto aos Conselhos Regionais de Medicina (8,5%).

A síndrome de *burnout*

A Síndrome de *Burnout* ou Síndrome do Esgotamento Profissional tem sido reconhecida como uma condição experimentada por profissionais que desempenham atividades em que está envolvido um alto grau de contato com outras pessoas. Esta síndrome tem sido definida como uma resposta ao estresse emocional crônico intermitente ligado à atividade profissional (Maslach, 1986; Kalimo e Mejman, 1987; Pereira, 2002).

A descrição da Síndrome do *Burnout* em profissionais da área da saúde costuma ser atribuída a Freundenberger (1975); caracteriza-se por apresentar sintomas somáticos, psicológicos e comportamentais:

- sintomas somáticos: exaustão, fadiga, cefaléias, distúrbios gastrointestinais, alterações do sono;
- sintomas psicológicos: humor depressivo, irritabilidade, ansiedade, rigidez, negativismo, ceticismo e desinteresse;
- sintomas comportamentais: a sintomatologia principal se manifesta no comportamento, revelando certas disfunções profissionais como fazer consultas rápidas, evitar os pacientes e o contato visual, colocar rótulos depreciativos.

A descrição típica de um profissional com o quadro de *burnout* é a seguinte: um profissional habitualmente envolvido nas atividades do serviço de saúde, que costumava participar e dar contribuições nas reuniões clínicas, agora permanece em silêncio, senta-se no canto da sala e não diz nada; mostra-se ressentido, desencantado, fatigado, entediado, confuso; mostra-se também arredio a contatos, com reações iradas, frustrando-se com fatos corriqueiros.Um profissional que está *burning out*, tende a criticar tudo e todos que o cercam, incluindo a instituição onde trabalha, e reage com ceticismo face a sugestões ou tentativas de ajuda (Gardner e Hall, 1981).

Segundo Rodrigues (1998), o médico que padece de *burnout* tem pouca energia para as diferentes solicitações de seu trabalho, desenvolve uma espécie de frieza e indiferença para com as necessidades e o sofrimento dos outros, sente-se decepcionado e frustrado profissionalmente, com comprometimento da auto-estima.

A importância de se conhecer a síndrome — o que contribui para que o próprio médico identifique precocemente o seu estado de *burnout* e busque ajuda — tem sido extensamente salientada na literatura (Ramirez e cols., 1995; Grassi e Magnani, 2000; Kash e cols., 2000; Alexander e Klein, 2001).

O estresse psicológico inerente à tarefa médica

A tarefa médica é uma atividade profissional que lida com as situações mais temidas pelo ser humano: a doença, o sofrimento, o desamparo e a morte. Esses fatores estressantes inerentes ao trabalho médico permeiam a formação médica e o exercício profissional.

No curso médico

Vencido o desafio do vestibular, o estudante de Medicina, eufórico, orgulhoso e um pouco arrogante, tem pela frente um árduo e por vezes inesperado caminho a percorrer. Um conjunto de situações estressantes, com que o estudante tem que lidar (McGuire, 1966; Millan, 1999; Nogueira-Martins, 1991; 2003) ocorre ao longo do curso de Medicina:

- o esquema de estudo (diferente do colégio e do cursinho);
- o sentimento de desamparo do estudante em relação ao poder dos professores (com a percepção, em algumas situações, do uso arbitrário deste poder);
- as provas e exames;
- a competição entre os colegas;
- a experiência de contato com a morte no laboratório de anatomia;
- o primeiro exame de um paciente e o contato com o corpo do paciente;
- a anamnese de um paciente vivida como uma invasão da privacidade;
- o contato com a intimidade corporal e emocional dos pacientes;

- o medo de contrair doenças ao examinar ou realizar procedimentos médicos;
- a descoberta de que o médico não é onipotente nem onisciente e de que ele, estudante, tem que enfrentar uma carreira de incertezas;
- o primeiro contato com a psiquiatria e os pacientes psiquiátricos, que provoca no aluno preocupações sobre seus próprios conflitos e problemas emocionais;
- as dúvidas e preocupações sobre sua capacidade de absorver todas as informações dadas ao longo do curso;
- a preocupação com seus ganhos econômicos no futuro;
- a escolha de especialidade;
- o receio de não ser aprovado no exame de residência médica;
- o medo de ser processado.

Noto (1984) descreve os riscos a que estão expostos os estudantes de Medicina:

> *"... logo ao iniciar seu curso, o jovem se defronta com a morte através do cadáver na Anatomia e muitas vezes é esse o primeiro contato com ela. A partir de então, o convívio com a dor, o sofrimento e a morte é diário. ...muitas vezes esse processo de defrontar-se com situações ansiogênicas não sofre a necessária elaboração, dando lugar então aos mais variados mecanismos defensivos. Estes, por sua vez, freqüentemente ficam incorporados na personalidade do médico, dando lugar ao que denominamos caracteropatia profissional".*

Pallavicini e cols. (1988), estudando alunos de Medicina da Universidade Católica do Chile, encontraram uma taxa de 91% de estresse em uma amostra de 285 alunos. Essa taxa chegou a 100% nos alunos do quarto e quinto ano. Os principais sintomas referidos foram: tensão (59%), irritabilidade (50%), somatizações (41%), esgotamento (27%), síndrome hiperestésico emocional (11%) e pensamentos obsessivos (11%).

As somatizações — alterações do sono, dores abdominais, diarréia, meteorismo, hiperfagia, cefaléia e sudorese excessiva — aumentavam conforme o aluno progredia no curso. Assim, no terceiro ano, representavam 11% , no quarto 30% e no quinto 74%, sendo neste ano o sintoma mais freqüente. Segundo os alunos, os fatores responsáveis pelos sintomas eram:

- as exigências acadêmicas (76%);
- problemas relativos à vida afetiva (29%);
- falta de tempo (22%).

Millan e cols. (1991) destacam três das várias fases psicológicas pelas quais os estudantes de Medicina passam ao longo do curso:

- **fase de euforia inicial** que "*ativa crenças de caráter onipotente segundo as quais, a partir do ingresso na faculdade, todos os problemas terminaram e que vir a ser médico é simplesmente uma questão de tempo*";
- **fase de desencanto**, com muitas queixas sobre a capacidade didática dos professores, as aulas longas, cansativas e inúteis, o rigor das avaliações;
- **fase do internato**, caracterizada pelas angústias ligadas ao atendimento dos pacientes, ao regime de plantões e à escolha da especialidade.

Na prática profissional

Um primeiro ponto merece ser destacado ao estudarmos a tarefa médica: o caráter altamente ansiogênico do exercício profissional do médico. Há como regra geral, com pequenas variações, intrínseca ao trabalho clínico, a exposição a poderosas radiações emanadas do contato íntimo com o adoecer. As pequenas variações, decorrentes das características próprias de algumas especialidades médicas mais protegidas, como por exemplo, o Laboratório Clínico, não invalidam essa apreciação. Cumpre enfatizar esse aspecto já que, em especial no âmbito assistencial dos serviços de emergência, ocorrem situações tão dramáticas como talvez em nenhum outro campo da atividade humana em tempos de paz.

Este caráter estressante inerente à tarefa médica tem se amplificado significativamente tanto no serviço público como na atividade privada em consultórios. No sistema público de atenção à saúde a somatória de um crescente volume de pacientes com precárias condições de trabalho tem gerado situações de insatisfação e desgaste tanto nos médicos como nos usuários levando, por vezes, a situações de franca hostilidade por parte dos pacientes e familiares. Recente pesquisa realizada pelo Sindicato dos Médicos do Estado de São Paulo sobre as condições de segurança em postos de trabalho médico revelou que 40,8% dos médicos relataram a ocorrência de algum tipo de violência no local de trabalho, sendo que 80% dos atos violentos ocorreram em hospitais públicos, principalmente em unidades de emergência (62%).

Na atividade privada, a crescente presença das empresas compradoras dos serviços médicos tem produzido aviltamento da remuneração e perda da autonomia profissional, levando também a situações de insatisfação tanto dos médicos credenciados como dos usuários de planos de saúde.

Algumas das características inerentes à tarefa médica definem, isoladamente ou em seu conjunto, um ambiente profissional cujo colorido básico é formado pelos intensos estímulos emocionais que acompanham o adoecer:

- o contato íntimo e freqüente com a dor e o sofrimento;
- lidar com a intimidade corporal e emocional (em especial com a sexualidade e a erotização na relação médico-paciente);

- o contato íntimo com pacientes terminais (conversar com pacientes que vão morrer);
- lidar com pacientes difíceis: queixosos, querelantes, hostis, reivindicadores, rebeldes, não aderentes ao tratamento, autodestrutivos, com alteração de comportamento (cronicamente deprimidos, alcoolizados, usuários de drogas);
- lidar com dilemas éticos;
- conviver com as incertezas e limitações do conhecimento médico e do sistema assistencial que se contrapõem às demandas e expectativas dos pacientes e familiares que desejam certezas e garantias.

O contato próximo, íntimo, com a fragilidade e a vulnerabilidade humana e as expressões psicológicas de medo, desespero, pânico, depressão, agressividade e tantas outras que estão associadas ao fenômeno do adoecer são experiências vividas no cotidiano da vida profissional.

As reações psicológicas da pessoa doente e de seus familiares incluem, invariavelmente, demandas que não podem ser racionalmente atendidas, como por exemplo, a necessidade de certezas e garantias que o conhecimento médico não pode satisfazer integralmente. Frustrados, os pacientes e/ou os familiares podem se tornar agressivos, rebeldes, querelantes ou hostis.

A projeção, na pessoa do médico, de fortes sentimentos de raiva e hostilidade, derivados da impotência diante do adoecer, com sentimentos ambivalentes em relação à situação de fragilidade e dependência, é um dos mais freqüentes fenômenos psicológicos que se desenvolvem na relação do paciente e/ou da família com o médico (Nogueira-Martins, 1991).

No hospital-escola

A natureza ansiogênica da tarefa médica se expressa com intensidade máxima no âmbito hospitalar e, em especial, nos hospitais de ensino. É da nossa experiência que a clientela de pacientes em um hospital-escola representa uma população com características específicas, em que se destacam a gravidade dos quadros clínicos com vivências de angústias primitivas de aniquilamento e desintegração, desamparo e morte, que acionam mecanismos de defesa, também primitivos, como dissociação e negação; estes, por sua vez, se expressam através de fenômenos psicopatológicos com características psicóticas.

Assim, além dos fatores estressantes anteriormente citados, deve-se também levar em conta, ao considerar o trabalho hospitalar, que as situações de contato com quadros psicóticos e de proximidade com a angústia da morte evocam, nos profissionais, vivências primitivas associadas à fragilidade e ao desamparo inerentes à condição humana (Nogueira -Martins, 1989; 1993; 2003).

A natureza do trabalho em determinadas unidades médicas hospitalares adquire aspectos particularmente ansiogênicos, como por exemplo, nas unidades de terapia intensiva. Em comunicação anterior (Nogueira-Martins e cols., 1990), descrevemos essas características em uma UTI de trauma de um hospital municipal da cidade de São Paulo:

> *"O estresse atinge a todos: pacientes, família e equipe médica. (...) a equipe médica tem que enfrentar suas próprias dificuldades, em um clima carregado de constante tensão, resultante do contato com a iminência de algum risco e/ou desequilíbrio no estado dos pacientes e da característica das solicitações, que devem ser respondidas com presteza, rapidez e segurança. (...) É uma vivência simultânea de onipotência e impotência, que gera sentimentos de ambigüidade e ambivalência, segurança e insegurança, certeza e incerteza frente à tarefa".*

Apesar de haver diferenças qualitativas e quantitativas em relação ao estresse nas diversas especialidades médicas, o fato é que, enquanto curso e como profissão, o exercício da medicina apresenta uma elevada toxicidade psicológica. Como as radiações e as infecções, os fenômenos psicológicos são irradiados e contagiosos. As angústias inerentes à tarefa médica são poderosas radiações contagiantes que, encontrando terreno propício, podem ser muito danosas ao profissional.

Menzies (1970), em um estudo clássico realizado em um hospital de Londres, acerca da natureza das ansiedades no trabalho de enfermeiras e estudantes de enfermagem, faz acurado retrato psicodinâmico da tarefa assistencial hospitalar:

> *"... a situação de trabalho suscita sentimentos muito fortes e contraditórios na enfermeira: piedade, compaixão e amor; culpa e ansiedade; ódio e ressentimento contra os pacientes que fazem emergir esses sentimentos fortes; inveja do cuidado oferecido ao paciente.*
>
> *... os pacientes e seus parentes demonstram apreço, gratidão, afeição, respeito; uma comovente crença de que o hospital funciona; solidariedade e preocupação com as enfermeiras em seu difícil trabalho.*
>
> *... mas os pacientes freqüentemente se ressentem de sua dependência; aceitam de má vontade a disciplina imposta pelo tratamento e pela rotina hospitalar; invejam as enfermeiras pela sua saúde e competência; são exigentes, possessivos e ciumentos."*

Pitta (1989; 1991), estudando a relação entre características do processo de trabalho e sofrimento psíquico dos trabalhadores de um hospital geral de médio porte (400 leitos) da cidade de São Paulo, encontrou associações significativas entre:

- sofrimento psíquico e trabalhadores femininos;
- sofrimento psíquico e trabalhadores que lidam diretamente com pacientes.

Algumas situações da prática médica hospitalar são altamente estressantes e provocadoras de intensas reações emocionais nos médicos diretamente envolvidos na assistência médica. Trata-se dos dilemas éticos. Alguns exemplos típicos ilustram este contexto carregado de conflitos:

- o paciente que oferece resistência a uma intervenção cirúrgica, mutiladora, necessária e impostergável;
- o paciente que se recusa a continuar a quimioterapia ou a hemodiálise;
- o paciente que, por razões religiosas, não aceita a transfusão de sangue;
- a família do paciente que, a despeito da gravidade do caso, insiste em retirá-lo do hospital e ameaça a equipe médica acusando-a de negligência ou omissão;
- a família do paciente que pede ao médico que não informe ao paciente o diagnóstico de câncer;
- o temor de contrair doenças contagiosas em procedimentos médicos, em particular na assistência a pacientes portadores de moléstias infecciosas;
- as "comunicações dolorosas" — comunicar ao paciente e/ou à família situações graves ou de morte — que precisam ser feitas ao paciente e à família;
- a decisão sobre a continuidade ou interrupção do tratamento em casos graves.

Estas e outras tantas situações do cotidiano da vida hospitalar tendem a crescer com os progressos tecnológicos em medicina, gerando situações difíceis e conflituosas para o médico em sua relação com os pacientes e familiares (Nogueira-Martins e De Marco, 2003).

A adaptação ao estresse profissional

O complexo processo adaptativo frente aos fatores estressantes inerentes à prática médica pode tomar diferentes caminhos. O resultado final da exposição à radiação psicológica estressante depende do indivíduo e dos mecanismos e recursos adaptativos por ele utilizados, sejam conscientes e/ou inconscientes. Assim, conforme os mecanismos utilizados, haverá uma adequada adaptação dentro dos limites possíveis ou, ao contrário, uma inadequada adaptação cujos efeitos serão perceptíveis de várias maneiras.

Os médicos emocionalmente desajustados revelam adaptações claudicantes que se expressam através de algumas características comportamentais, das quais se destacam as seguintes (Nogueira-Martins, 1991):

- A construção de uma couraça impermeável às emoções e sentimentos, que se expressa por um embotamento emocional traduzido por uma aparente "frieza" no contato com os pacientes e com as pessoas de um modo geral. Esse embotamento se manifesta também através de um progressivo afastamento emocional da vida familiar, que equivale a um verdadeiro divórcio afetivo. O convívio familiar é interrompido ou postergado em função dos chamados e da agenda profissional; plantões freqüentes e visitas hospitalares em finais de semana e feriados afastam o profissional deste convívio.
- O isolamento social é uma outra característica de uma inadequada adaptação profissional. Esse isolamento, que permeia a graduação e se cristaliza na residência médica, faz com que o profissional se afaste do mundo não médico. À forte expectativa social de que o médico coloque as necessidades e a vida dos pacientes em primeiro lugar, acrescenta-se o desejo e a necessidade do médico de sentir-se necessário e insubstituível. Esta simbiose entre o médico e os pacientes ou o hospital – onde não se discrimina quem precisa mais de quem – impede o profissional de desfrutar outros aspectos da vida não médica.
- A negação ou minimização dos problemas inerentes à profissão, ou seja, das dificuldades, incertezas, limitações e

complexidades da tarefa médica é outro mecanismo que se destaca. A evitação de se aproximar e refletir sobre as limitações do exercício profissional leva o médico a alimentar expectativas irrealísticas que complementam os anseios dos pacientes e da sociedade, numa verdadeira conspiração contra os fatos da vida. À medida que o tempo passa, o comportamento de negação das limitações pode tornar-se cada vez mais rígido e estereotipado, com o desenvolvimento de atitudes arrogantes e aparentemente insensíveis.

- A ironia e o humor negro que os médicos desenvolvem, em especial durante os anos de treinamento, é outra expressão de uma inadequada adaptação aos rigores da profissão. O desenvolvimento crescente de um humor negro através de uma linguagem irônica, amarga e do uso de um jargão no qual predominam rótulos depreciativos revela, em realidade, uma incapacidade de lidar com as frustrações, tristezas e vicissitudes da tarefa profissional. Traduz, basicamente, a ausência de um repertório de recursos mais amadurecido para lidar com os sentimentos de vulnerabilidade e impotência diante da vida.
- Uma outra característica que revela desadaptação pode ser observada na atitude do profissional frente aos cuidados com a própria saúde. Esta deformação adaptativa profissional se expressa pela tendência do médico a se auto diagnosticar e se auto medicar. A busca de ajuda profissional de outro colega, na condição de paciente, representa um caminho muito difícil; o médico reluta em percorrê-lo.
- Uma variante do mesmo tema pode ser encontrada no profissional que, além de médico de si mesmo, transforma-se em médico da própria família, dos amigos e conhecidos. Atrás e ao lado deste personagem bondoso e solícito, encontra-se também uma outra face: a de um médico arrogante e competitivo, que parece viver uma espécie de estado messiânico. É por todos conhecido aquele médico ou médica

> que, além de se medicar, trata dos filhos, da mãe, dos sobrinhos, da tia, do vizinho, do primo do vizinho e assim por diante. Nossa experiência mostra que profissionais que desenvolvem tais comportamentos, ao contrário do que possa parecer, estão profundamente desconfortáveis e necessitando de ajuda para se desvencilhar de uma verdadeira teia na qual se aprisionaram.

A questão que se impõe, ao analisarmos estes padrões de comportamento dos médicos desajustados e emocionalmente incapacitados, diz respeito à eventual predisposição ou vulnerabilidade de alguns profissionais ao estresse da tarefa médica.

A vulnerabilidade psicológica do médico

Muitas das características psicodinâmicas que conduzem as pessoas para a carreira médica também as predispõem para desordens emocionais, alcoolismo, abuso de drogas e doença mental. Estas características incluem compulsividade, rigidez, controle sobre as emoções, retardo de gratificações e formação de fantasias irrealistas sobre o futuro.

Johnson (1991), em uma revisão sobre a predisposição de estudantes e médicos para os distúrbios emocionais e psiquiátricos, destaca o importante papel das experiências de vida na determinação da vulnerabilidade ao estresse ocupacional. Um aspecto relevante neste tema é a questão da escolha profissional. Estudos a respeito das motivações dos estudantes para a carreira médica sugerem que, para uma parcela dos estudantes, um dos componentes de sua opção profissional é uma tentativa de reparação de experiências emocionais infantis vinculadas a situações de impotência e/ou de abandono emocional. Segundo Johnson, os dois mecanismos básicos envolvidos nas motivações de alguns estudantes para a escolha da carreira médica seriam:

- dar aos outros aquilo que gostariam de ter dado (reparação da impotência);
- dar aos outros aquilo que gostariam de ter recebido (reparação do abandono emocional).

A escolha da Medicina nesses casos seria uma resposta adaptativa a uma vivência de fragilidade e de baixa auto-estima, que pode levar ao desenvolvimento de algumas disfunções profissionais, tais como:

- relação simbiótica com os pacientes;
- aparente frieza ou afastamento emocional dos pacientes;
- negação das vulnerabilidades pessoais.

Uma das bases da escolha profissional é a vivência da angústia e impotência frente à morte; assim, uma série de comportamentos dos médicos seriam a expressão de mecanismos de defesa ligados a angústias muito primitivas, inerentes ao ser humano, como *"o medo da própria destrutibilidade, fragilidade e desamparo"* (Millan e cols., 1999).

O tema das motivações para a escolha profissional suscita diversas questões. Como era, do ponto de vista psicológico, o estudante antes de ingressar na faculdade de Medicina? É possível predizer quais estudantes podem vir a ter maiores dificuldades durante o curso de Medicina? E após tornar-se médico? Quais os mecanismos adaptativos que os médicos utilizam para lidar com os conflitos e dificuldades na vida adulta?

Em um estudo prospectivo que se tornou clássico na literatura, Vaillant e cols. (1972) investigaram essas questões. A infância de 47 médicos (homens) foi comparada à infância de 79 profissionais não-médicos (homens), socioeconomicamente pareados. Paralelamente, ao longo de 30 anos da vida adulta, o uso de drogas, a estabilidade no casamento, a busca de psicoterapia e os mecanismos utilizados pelos médicos para lidar com crises e conflitos foram comparados com o grupo controle (não-médicos). Os resultados revelaram que os médicos, especialmente aqueles que tinham prática clínica, apresentavam casamentos mais instáveis, usavam drogas e álcool de forma abusiva e buscavam psicoterapia em proporção maior do que os controles.

Ao discutir esses resultados, os autores assinalam que, embora estas dificuldades sejam, com freqüência, atribuídas às vicissitudes do exercício da Medicina, a sua presença ou ausência estava fortemente associada à adaptação na vida anterior à escola médica. Somente os médicos com adaptações instáveis na infância e adolescência revelaram vulnerabilidade às solicitações da profissão.

Quanto aos mecanismos utilizados para lidar com as crises e conflitos da vida adulta, o estudo detectou que os médicos utilizavam, em uma proporção duas vezes superior à dos controles, os mecanismos de reações hipocondríacas, auto-agressão e formação reativa; alguns médicos pareciam ter uma espécie de fobia a procurar ajuda; o altruísmo como um tipo de formação reativa também apareceu em uma proporção duas vezes superior à dos controles. Na discussão de seus achados, os autores destacam os seguintes pontos:

- os médicos apresentaram características de personalidade que são habitualmente relacionadas com aquelas encontradas em dependentes de drogas: dependência, pessimismo, passividade, insegurança e sentimentos de inferioridade;
- a superproteção materna e/ou paterna é um dado estatisticamente significante entre os médicos;
- as características de passividade e auto-agressão podem até ser benéficas para a clientela, porém, conduzem a uma pobre qualidade de vida do médico;
- a insatisfação conjugal não era devida à carga de trabalho do médico mas, ao contrário, alguns médicos trabalhavam muito como uma resposta a casamentos infelizes.

Em um antigo estudo com médicos dependentes de narcóticos (Modlin e Montes, 1964), as razões dadas para o uso de drogas eram: sobrecarga de trabalho, fadiga crônica e doença física. Os autores, contudo, referem que, ao elaborarem uma história anterior à dependência, encontraram nos relatos dos médicos sentimentos de muita revolta em relação aos pais. Mais de 50% dos pais eram referidos como alcoólatras ou consumidores excessivos de álcool e as mães eram descritas como extremamente nervosas, dominadoras, depressivas, hipocondríacas e cruéis. Simultaneamente, havia a presença de intensos sentimentos de dependência em relação às mães.

Outros dados dessa pesquisa indicavam que os médicos haviam tido problemas de saúde na infância, como cólicas intestinais, enurese, asma, obesidade, infecções respiratórias recorrentes e febre reumática. A vida conjugal destes médicos era uniformemente caracterizada por discórdia e infelicidade, sendo que 75% tinham sérias dificuldades sexuais com as esposas.

Em resumo, há na literatura evidências sugestivas de que uma parcela da população médica – 8% a 10% – seja um grupo de risco em relação a distúrbios emocionais. Este grupo apresenta, portanto, uma maior vulnerabilidade psicológica. Esta vulnerabilidade psicológica intervém na escolha profissional e precisa ser considerada no âmbito do planejamento das atividades médicas na graduação, na pós-graduação e na vida profissional. Esse planejamento deve considerar que a tarefa médica apresenta um caráter altamente ansiogênico; essa ansiedade precisa ser metabolizada, caso contrário, pode gerar adaptações patológicas.

A insalubridade psicológica inerente à tarefa médica pode ser um importante fator desencadeante de distúrbios emocionais em estudantes, residentes e médicos predispostos ou mais vulneráveis.

Capítulo III

O estresse na residência médica

Residência médica e estresse

A residência médica é um processo de desenvolvimento no qual o residente deve aprender a lidar com sentimentos de vulnerabilidade, a fazer um balanço entre o desejo de cuidar e o desejo de curar, a lidar com sentimentos de desamparo em relação ao complexo sistema assistencial e estabelecer os limites de sua identidade pessoal e profissional (Brent,1981).

Aach e cols. (1988) classificaram o estresse da residência médica em três categorias:

- **estresse profissional** – é o estresse associado aos processos de profissionalização e desenvolvimento do papel de médico na sociedade. O estresse profissional está vinculado a: administrar o peso da responsabilidade profissional, lidar com pacientes difíceis e situações problemáticas geradas por estes pacientes, supervisionar estudantes e residentes mais jovens, gerenciar o crescente volume de conhecimentos médicos e planejar a carreira profissional.
- **estresse situacional** – é o estresse decorrente de certas características do treinamento, tais como privação do sono, fadiga, excessiva carga assistencial, muitos pacientes difíceis, excesso de trabalho administrativo, corpo auxiliar insuficiente e problemas relativos à qualidade do ensino e ao ambiente educacional.
- **estresse pessoal** – é o estresse que está vinculado a características individuais e situações pessoais, como sexo, características de personalidade, vulnerabilidades psicológicas (por exemplo, maior ou menor suscetibilidade à privação do sono, maior ou menor dificuldade em lidar com situações emergenciais e com determinados tipos de pacientes), situação socioeconômica, problemas familiares, eventos de vida e outros.

Essas três categorias de estresse, com freqüência, se superpõem. Assim, por exemplo, o estresse associado à escolha da especialidade envolve elementos pessoais e profissionais. Por outro lado, a carga de trabalho e a pressão do tempo podem ser consideradas como estresses situacional, pessoal e profissional.

Colford e Mcphee (1989) também classificaram os fatores estressantes em três grupos:

- situações estressantes inerentes aos jovens profissionais, representadas pela busca de independência e autonomia em relação aos pais, os conflitos entre o trabalho e o lazer e os conflitos ligados aos relacionamentos afetivos;
- fatores estressantes inerentes à tarefa médica que são compartilhados por todos os médicos como a responsabilidade profissional, o desgaste ligado ao trabalho com pessoas doentes e com a morte, os pacientes difíceis e os dilemas éticos;
- fatores estressantes ligados à residência médica como a natureza do treinamento, estrutura educacional, estresse peculiar às mulheres e o estresse ocupacional.

O estresse psicológico na residência médica

Tanto a natureza como a magnitude do estresse na Residência Médica têm sido amplamente estudadas na literatura. Os primeiros estudos datam do início dos anos 70; desde então diversos aspectos relacionados ao treinamento dos residentes têm sido objeto de pesquisa, destacando-se em especial o estresse psicológico.

Uma seqüência previsível de fases ou estágios emocionais pelos quais o residente passa no primeiro ano de Residência foi descrita como uma espécie de **história natural psicológica do residente** (Aach e cols., 1988; Girard e cols., 1986,1991).

Ao iniciar a Residência, há o predomínio de um estado de excitação antecipatória, ao qual se segue um período de insegurança, com depressões recorrentes; este estado depressivo é a seguir substituído por sentimentos de competência e um certo grau de elação, ao final do primeiro ano de Residência.

Aach e cols. (1988) descreveram o conjunto de estados ou fases psicológicas que um residente vive ao longo do primeiro ano de treinamento (Gráfico 1, p. 72):

- Estágio inicial de **euforia** e excitação, que está associado ao estado de tensão vivido em relação à expectativa de iniciar o treinamento e ao desafio de ser um profissional (duração: cerca de 1 mês).
- Após esse estágio inicial, segue-se um período de **insegurança**, quando o treinando começa a vivenciar frustrações e perceber suas limitações (duração: mais ou menos 2 meses).
- A seguir, há uma fase de **depressão,** que se mostra tanto mais intensa quanto mais estiverem atuando os seguintes fatores: sobrecarga de trabalho, privação do sono e falta de apoio emocional institucional e/ou social.
- Em seguida, há um período de **tédio**. No período entre o quarto e o sexto mês do treinamento, o residente tende a experimentar um estado de quiescência, com estabilidade no exercício das atividades e um estado de tédio e desinteresse, realizando suas tarefas de uma forma algo automática.
- A esse estado de tédio segue-se uma outra fase de **depressão**. A rotina torna-se insuportável e o trabalho parece sem fim. Essa fase tende a ser mais intensa que a fase depressiva anterior, atingindo seu ápice no oitavo mês.
- Gradativamente, o residente começa a sair do estado de depressão, entrando em um período de **elação,** com o reconhecimento de conquistas e realizações. O estado de elação pode, eventualmente, conduzir a excesso de confiança.

- Fase de **autoconfiança** e competência profissional. Ao final do ano, o R1 vive uma fase de segurança, com sensação de competência profissional para tomar decisões quanto ao tratamento dos pacientes; sente-se em condições de ensinar e supervisionar os estudantes.

Gráfico 1

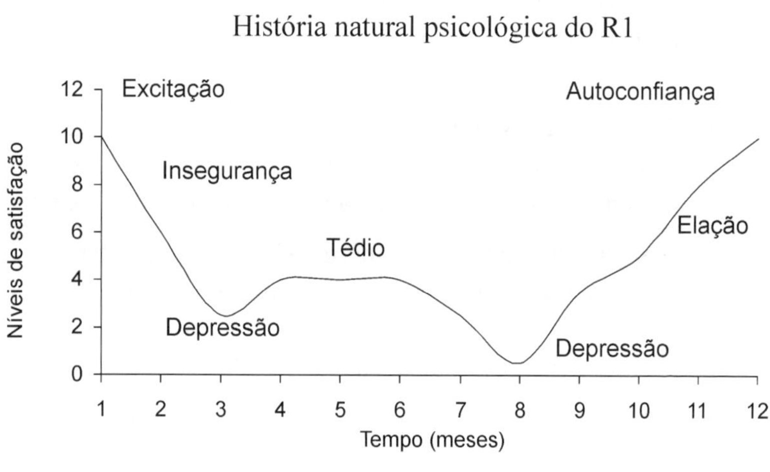

Embora essa seqüência de estágios ou fases seja observada na maioria dos residentes no primeiro ano do treinamento, uma ampla gama de sensações — positivas, gratificantes, negativas, frustrantes — acompanha todos os momentos do treinamento. De uma maneira geral, os sentimentos disfóricos atingem seu ápice em torno do oitavo mês do treinamento. A partir desse período, começa a prevalecer uma lenta e gradual sensação de autoconfiança e competência profissional.

O segundo ano de Residência tende a ser menos tumultuoso do que o primeiro e mais estressante do que o terceiro. O terceiro ano tende a ser o mais estável e gratificante, quando a maioria das dificuldades adaptativas vinculadas ao treinamento estão resolvidas. Ao final do terceiro ano, os residentes expressam satisfação com a decisão de ser médico e se sentem profissionalmente competentes (Girard e cols., 1986, 1991).

A síndrome de estresse do residente

A depressão e a privação do sono aparecem na literatura como os mais significativos problemas que afetam os residentes e têm sido considerados, respectivamente, como a principal reação ao treinamento e um dos mais importantes fatores estressantes (Butterfield, 1988). Mais recentemente a síndrome do burnout tem sido apontada como sendo prevalente em residentes e possivelmente associada a comprometimento da qualidade da assistência prestada aos pacientes (Shanafelt, 2002; Clever, 2002; Thomas, 2004).

Uma primeira tentativa de sistematização da morbidade psicológica e psiquiátrica nos residentes foi feita por Small (1981), ao descrever um quadro sindrômico nos médicos em treinamento, que denominou *the house officer stress syndrome*. Segundo esse autor, a síndrome que se desenvolve principalmente no primeiro ano do treinamento (*internship*) apresenta as seguintes características:

- distúrbios cognitivos episódicos;
- raiva crônica e ceticismo;
- discórdia familiar;
- uso abusivo de drogas;
- depressão;
- ideação suicida e suicídio.

Ao discutir a etiologia deste quadro sindrômico, Small arrola os seguintes fatores etiológicos:

- privação do sono;
- excessiva carga de trabalho;
- responsabilidade profissional;
- mudanças freqüentes das condições de trabalho;
- competição entre os residentes.

Privação do sono e distúrbios cognitivos

A questão dos plantões noturnos com privação do sono é um ponto crítico no sistema educacional da Residência Médica. Asken e Raham, em 1983, afirmavam:

> *"...as pesquisas existentes sugerem que há intensos efeitos negativos da privação do sono nos médicos em treinamento".*

A relação entre a privação do sono e distúrbios cognitivos em residentes foi estabelecida de forma pioneira e consistente por Friedman e cols. (1971; 1973). Estes autores submeteram 14 residentes a um teste de atenção sustentada durante 20 minutos, para a detecção de arritmias cardíacas em um eletrocardiograma (ECG). Os resultados revelaram que os residentes eram menos capazes de reconhecer arritmias quando privados de sono. Houve significativo aumento do número de erros e os residentes, quando privados de sono, precisaram de 7.3 minutos a mais para fazer a leitura adequada do ECG (identificação de arritmias) do que quando não privados de sono.

Concomitantemente, Friedman e cols. (1973) estudaram os estados psicológicos e psicopatológicos que se associam à privação do sono. Nos residentes com privação do sono foram encontradas as seguintes alterações: dificuldade de concentração; depressão; irritabilidade; sentimentos de auto-referência com extrema sensibilidade a críticas; despersonalização e desrealização; inadequação afetiva usualmente associada a humor negro e déficit da memória recente. Nas conclusões do trabalho, os autores sugerem duas hipóteses para explicar a manutenção desse sistema de treinamento médico, a despeito das evidências de que a privação do sono seja um importante elemento estressógeno. A primeira hipótese é a de que a Residência funciona como um rito de iniciação para uma sociedade de elite: do noviço se espera que ele seja capaz de tolerar formas específicas de sofrimento como ocorre nos rituais de iniciação. Ele é estimulado pelos seus superiores mediante uma espécie de desafio: "Eu passei por isso; logo você também deve passar". A segunda hipótese sugere que o residente privado de sono realiza um desejo inconsciente, amplamente compartilhado por médicos, de possuir habilidades e poderes que transcendem o humano. Advertem os autores que acreditar que uma pessoa que é repetidamente mantida acordada ao longo de 36 ou mais horas possa continuar suas funções eficientemente é negar suas limitações humanas.

Arntez (1991), pesquisador do Instituto Karolinska, na Suécia, afirma que as longas horas de trabalho dos residentes comprometem o desempenho profissional e comenta que somente médicos trabalham tantas horas seguidas, ressaltando que em nenhuma outra profissão são permitidas jornadas de trabalho tão longas quanto as dos residentes.

Embora não haja consenso na literatura, é possível identificar uma tendência no sentido de se considerar que a privação do sono pode provocar distúrbios cognitivos, alteração do humor e fadiga que, por sua vez, pode comprometer o desempenho profissional dos residentes (Deary e Tait, 1987; Deaconson, e cols., 1988). Estudos recentes têm revelado que a privação do sono e a fadiga podem afetar o aprendizado, o desempenho profissional e a vida pessoal (Papp e cols, 2004) e que a redução da carga horária de trabalho é acompanhada de um menor número de erros médicos em unidades de terapia intensiva (Landrigan e cols., 2004). Estudo nacional, realizado com residentes de Anestesiologia, mostrou que o plantão noturno pode reduzir o período de latência ao sono a níveis patológicos (Mathias e cols., 2004).

Depressão

Valko e Clayton publicaram, em 1975, um estudo pioneiro sobre depressão em residentes de primeiro ano (R1). Os resultados revelaram que 30% dos residentes tiveram um quadro depressivo durante o primeiro ano da Residência. O quadro depressivo usualmente se iniciava no começo da Residência: 44% no primeiro mês e 25% no segundo mês. A duração média do quadro depressivo foi de cinco meses.

Em 63% dos residentes deprimidos, o início do quadro depressivo ocorreu quando os residentes estavam trabalhando 100 ou mais horas por semana. Houve uma nítida correlação entre o início do quadro depressivo e a passagem por estágios onde a carga horária de trabalho era muito grande; assim, dos cinco residentes nos quais o quadro depressivo se iniciou mais tarde ao longo do ano, três estavam trabalhando mais de 100 horas por semana à época do início do quadro.

Os problemas conjugais vividos pelos residentes deprimidos foram significativamente maiores (46%) do que no grupo não-deprimido (7%). Os residentes deprimidos apresentavam uma história familiar positiva para depressão e episódios depressivos anteriores à Residência em maior proporção (44%) do que os não deprimidos (14%). Esta diferença dos dois grupos de residentes (deprimidos x não deprimidos) também se revelou maior quanto a doença psiquiátrica (27% x 11%) e suicídio (25% x 14%) na família.

Clark e cols (1984) e Reuben (1985) referem taxas bastante semelhantes de depressão em residentes de primeiro ano: 27% e 29%, respectivamente. Obara (2000), em estudo realizado com 75 residentes de primeiro ano de especialidades clínicas e cirúrgicas da UNIFESP, utilizando o BDI (Beck Depression Inventory), encontrou uma prevalência de 18,6% de sintomas depressivos (disforia e depressão). Peterlini (2000), estudando prospectivamente 59 residentes ao longo do primeiro ano do Programa de Residência em Clínica Médica da FMUSP, utilizando também o BDI, encontrou uma prevalência de 13,8 % de sintomatologia depressiva (disforia e depressão). Neste estudo, a época do ano e o semestre não influíram nos índices obtidos, embora uma análise descritiva dos dados tenha mostrado uma percentagem mais baixa de residentes deprimidos (BDI>16) no início da Residência, um pico ao final do segundo estágio de rodízio (mês de maio) e uma retomada ao final do ano.

As taxas de depressão tendem a decrescer nos anos subseqüentes do treinamento para 22% nos residentes de segundo ano (R2) e 10% nos residentes de terceiro ano (R3). A prevalência de sintomas depressivos difere não só quanto ao ano de treinamento como também quanto ao serviço pelo qual o residente está estagiando. As mais altas taxas foram encontradas durante os estágios de Enfermaria, Serviço de Emergência e Unidades de Terapia Intensiva (Reuben, 1985; Peterlini e cols., 2002).

Um estudo prospectivo conduzido por Uliana e cols. (1984) sobre modificações do humor ao longo do primeiro ano de Residência, revelou que, dos fatores relacionados ao humor, aquele que se modificou significativamente foi o fator **raiva-hostilidade**. Esses sentimentos (raiva e hostilidade) cresceram desde o início da Residência até o oitavo mês, decrescendo ao final do ano. Bellini e cols (2002), estudando as variações do humor e do sentimento de empatia, referem que, após o quinto mês do treinamento houve um aumento dos fatores **raiva-hostilidade** e **fadiga-inércia** com diminuição da empatia.

Hurwitz e cols. (1987) encontraram, em uma amostra de 215 residentes, 14% de indivíduos que apresentavam sintomas psicológicos próximos da depressão. Este estado psicológico próximo da depressão tem sido denominado *demoralization*. O isolamento social, a ausência da família e a fadiga crônica foram os fatores que se associaram ao grupo afetado. As mulheres solteiras, socialmente isoladas e cronicamente fatigadas representaram um particular grupo de risco para esse estado psicológico. Os autores concluíram que o sofrimento psicológico durante o treinamento parece ser devido a uma interação entre privação do sono, privação social e vulnerabilidade individual.

Um estudo sobre estresse e depressão com 170 residentes ingleses (R1) revelou os seguintes resultados (Firth-Cozens, 1987):

- os níveis de estresse eram mais elevados do que em outros grupos profissionais;
- uma prevalência de distúrbios emocionais de 50%;
- uma incidência de 28% de depressão;
- os residentes de hospitais de ensino revelaram-se mais estressados e mais deprimidos do que os residentes de hospitais não universitários;
- as mulheres mostraram maior incidência de depressão do que os homens.

Thomas (2004), em artigo de revisão sobre o *burnout* em residentes, assinala que os dados disponíveis apontam para um alto teor de *burnout* que pode estar associado a estados depressivos e com o cuidado de pacientes difíceis ou problemáticos.

Em resumo, as evidências disponíveis — oriundas de estudos que utilizaram diferentes metodologias — mostram resultados convergentes sobre prevalência de sintomas depressivos em residentes. Esses estudos permitem afirmar que os residentes de primeiro ano representam um grupo de risco para o desenvolvimento de quadros depressivos; este grupo de residentes precisa, portanto, ser objeto de cuidadosa atenção; eles devem ser alertados sobre estes riscos e os preceptores devem estar atentos a manifestações comportamentais e disfunções profissionais que podem estar, eventualmente, associadas a quadros depressivos; as instituições responsáveis pelos programas devem também oferecer orientação e ofertar serviços assistenciais para o atendimento psicológico e psiquiátrico (Collier, 2002; Center e cols., 2003; Fagnani Neto e cols., 2004; Broquet e Rockey, 2004; Pitt, 2004).

Licenças e afastamentos

Smith e cols. (1986) estudaram, durante cinco anos, a freqüência de licenças e afastamentos devidos a distúrbios emocionais em cerca de 50.000 residentes norte-americanos de Medicina Interna. Os resultados revelaram que aproximadamente 1% dos residentes solicitou licença ou foi afastado da Residência. Os dados sobre esses residentes que se licenciaram mostraram que:

- a maior incidência de licenças ocorreu no R1;
- houve um crescimento das licenças no período (1979-1984);
- a média de afastamento foi de 6,7 semanas;
- a incidência foi 2 vezes mais freqüente nas mulheres;
- 79% dos que haviam se licenciado concluíram a Residência (27% mudaram de especialidade);
- 10% abandonaram a Medicina;
- 2% se suicidaram e outros 3% tentaram o suicídio.

Ao comentar os resultados, os autores pontuam:

> *"Nos últimos cinco anos, a Medicina Interna perdeu 47 médicos para outras carreiras e oito se suicidaram. Embora isto represente uma pequena porcentagem dos residentes que foram treinados nos últimos cinco anos, equivale à perda de recursos de metade de uma classe de graduação, além da dor incalculável que representa o suicídio, para familiares e amigos".*

Reações psicológicas disfóricas vinculadas à tarefa assistencial

Estudos sobre o estresse na atividade médica mostram que certos tipos de pacientes e/ou situações clínicas são muito angustiantes para os profissionais encarregados da tarefa assistencial (Bing-You, 1983; Herzog e cols., 1984). Algumas situações clínicas, em particular aquelas que envolvem dilemas éticos, tendem a ser muito ansiogênicas e costumam despertar reações disfóricas nos médicos em geral e nos residentes em particular. Herzog e cols. (1984), utilizando uma escala de disforia, estudaram 29 residentes de Clínica Médica, Pediatria e Psiquiatria com o objetivo de identificar tipos de pacientes que geravam sentimentos disfóricos nos residentes. As relações mais freqüentes entre as características clínicas dos pacientes e os sentimentos despertados nos residentes foram:

- **raiva** – dor crônica, pacientes não aderentes ao tratamento, sociopatas e Síndrome de Munchausen;
- **tristeza** – leucemia, estado pós-apoplexia, tetraplegia, câncer metastático;
- **ansiedade** – pacientes entubados, infarto do miocárdio, parada cardíaca, estado confusional agudo;
- **desamparo** – demência, parada cardíaca, estado pós-apoplexia, câncer metastático;
- **estresse** – infarto do miocárdio, parada cardíaca, estado confusional agudo, câncer metastático.

Os autores assinalam que:

> *"os pacientes em situações trágicas ou difíceis geravam intensa disforia nos três grupos de residentes. Os pacientes cujas características geravam a mais intensa disforia para cada especialidade eram aqueles que não faziam parte da especialidade. Assim, para*

> *os psiquiatras, eram os pacientes com câncer ou que necessitavam de intensos cuidados médicos. Para os clínicos, eram os pacientes com distúrbios psiquiátricos e para os pediatras, pacientes adultos com infarto do miocárdio ou demência".*

Bing-You (1993) pesquisou as situações que os residentes antecipavam como geradoras de ansiedade. O autor aplicou um questionário em 35 residentes (23 homens e 12 mulheres), de sete especialidades, que estavam iniciando a Residência. Os residentes foram inquiridos a respeito do potencial ansiógeno de 27 tipos de situações da prática médica e do treinamento. As principais situações antecipadas como ansiogênicas, em ordem decrescente de intensidade (nas situações assinaladas com (*) as mulheres apresentaram maiores escores que os homens), foram:

- o atendimento de parada cardíaca*
- ser acusado de erro profissional*
- conversar com pacientes terminais*
- não conseguir administrar o tempo
- contrair infecções dos pacientes
- apresentar casos nas visitas
- ensinar aos estudantes
- perguntas difíceis dos pacientes*
- interagir com o corpo de enfermagem*
- lidar com pacientes alcoolizados ou hostis*.

Raiva crônica e ceticismo

Os residentes se defrontam com demandas de tempo e energia; uma resposta natural a essas demandas é o ressentimento. Reações de raiva são freqüentes, associadas à privação do sono em plantões ou no período pós-plantões. Os residentes direcionam sua raiva não só aos pacientes, mas também a supervisores, colegas, familiares, amigos ("raiva para fora") e também contra eles mesmos ("raiva para dentro"). Peterlini (2000) assinala que aferir a raiva nos residentes pode ser uma estratégia interessante para novos trabalhos sobre a questão do estresse ou insatisfação na Residência.

A raiva costuma transparecer e transbordar no atendimemto aos pacientes. Mizrahi, citado por Asch e Parker (1988), em um estudo sociológico com residentes, sugere que longas horas de trabalho e outras intensas pressões do treinamento condicionam os residentes a ver os pacientes como inimigos.

O ceticismo que se desenvolve progressivamente é o resultado de um conjunto de experiências dolorosas que se acumulam ao longo do treinamento e que se expressam em uma linguagem irônica e amarga.

Rotbart e cols. (1985) solicitaram a residentes que se comparassem, após um ano de Residência, com o que eram antes do início do treinamento em relação a certos traços de personalidade. A maioria dos residentes se percebeu, após um ano, menos idealista, menos paciente, menos tolerante, mais cético, mais egoísta e mais materialista. Aproximadamente um terço dos R1 e R2 sentiam que a sua auto-imagem havia piorado durante a Residência.

Ideação suicida e suicídio

Os dados sobre as taxas de suicídio entre residentes são escassos e esparsos. Mesmo Small (1981), apesar de incluir o suicídio entre os sinais da sua *"house officer stress syndrome"*, refere em seu estudo que a taxa de suicídio entre residentes era difícil de ser estimada.

Duffy (1968) comenta que, no período de maio de 1965 a dezembro de 1966, o obituário do JAMA registrou a morte de 16 residentes devido a suicídio sem, no entanto, informar qual a proporção desse valor em relação ao total de residentes no período.

Os dados mais consistentes a esse respeito foram fornecidos por Smith e cols. (1986), que relataram o suicídio de oito residentes em uma amostra de 50.000 residentes de Medicina Interna estudados ao longo de cinco anos. Estes dados apontam para um coeficiente de mortalidade baixo se comparado com os índices encontrados tanto na população em geral como na população médica. Assim, em termos numéricos, o índice de suicídio em residentes não é expressivo. Já o impacto da perda costuma ser devastador para os colegas, amigos e familiares.

Quanto à ideação suicida, os dados do estudo de Valko e Clayton (1975) apontam que os pensamentos suicidas estavam presentes em 8% da sua amostra de 53 residentes. Em estudo realizado em nosso serviço de atendimento psicológico e psiquiátrico aos residentes e pós-graduandos (NAPREME) encontramos uma prevalência de 22% de ideação suicida nos usuários do serviço (Fagnani Neto e cols., 2004).

Uso de substâncias psicoativas

Os dados sobre o uso de substâncias psicoativas por residentes são contraditórios e controversos. Alguns estudos revelaram um importante uso enquanto outros não encontraram elementos sugestivos de um uso abusivo havendo, ao contrário, dados indicativos de um menor consumo em relação à população geral (Yao e Wright, 2000).

Estudando residentes de um hospital universitário da Califórnia, Koran e Litt (1988) referem que 12% dos residentes faziam uso crescente de álcool, maconha e cocaína e 7% usavam sedativos, estimulantes ou opiáceos. Cerca de 75% dos residentes que relataram um uso crescente eram solteiros. O uso crescente de drogas estava associado a um frágil sistema de suporte social e um relacionamento difícil com o corpo docente da faculdade.

Hughes e cols. (1992), em seu estudo com 1754 residentes, não encontraram dados indicativos de uso abusivo; a única dependência encontrada foi em relação a cigarros. Houve um menor uso de drogas por parte dos residentes quando comparados com uma amostra da população geral da mesma idade. Os residentes de Anestesia não revelaram um uso importante de drogas, ao contrário do esperado em função de dados da literatura, que classificam os anestesistas como um grupo de risco para a dependência de drogas (Spiegelman e cols., 1984; Lutsky e cols., 1991). Os residentes de Patologia, Pediatria e Cirurgia mostraram o menor uso de drogas; a maioria dos pediatras referiu não usar qualquer tipo de drogas, incluindo álcool, cigarro e benzodiazepínicos.

Jex e cols. (1992) procuraram estudar a correlação entre uso e tipos de drogas com fatores estressantes na Residência Médica, tendo encontrado somente uma associação entre o estresse psicológico e o uso de benzodiazepínicos.

Heller, citado em Small (1981), utilizando um sentido amplo de uso de drogas, que inclui medicamentos, refere que a auto-prescrição de antibióticos era feita por 39% dos residentes que pesquisou.

Firth-Cozens (1987) assinala que, no seu estudo com 170 residentes ingleses, aproximadamente 20% referiam uso abusivo de álcool, 25% faziam uso de medicamentos para doenças físicas e 7% usavam drogas, de maneira ocasional, para fins recreativos. Essa autora comenta que, embora poucos residentes usassem drogas para ansiedade, depressão ou insônia, um quarto da amostra usava algum tipo de medicamento, o que é uma proporção surpreendentemente alta em um grupo jovem e que pode representar o preço pago por trabalhar muitas horas com sono e dieta inadequados.

Os fatores estressantes na Residência Médica

Em um estudo realizado com 76 residentes (R1 e R2) de Medicina Familiar (Rudner, 1985) os resultados mostraram que os 3 principais fatores estressantes citados pelos residentes foram :

1. **Pressão do tempo** – falta de tempo para a família, para o lazer, para as necessidades pessoais e a sensação de ter que fazer muitas coisas ao mesmo tempo.

2. **Fadiga** – privação do sono, sobrecarga horária, plantões e a sensação de esgotamento.
3. **Falta de autoconfiança** – medo de cometer erros e preocupação quanto à falta de suficiente conhecimento médico para proporcionar cuidado adequado aos pacientes.

Um estudo realizado por Rotbart e cols. (1985), que investigou as fontes de insatisfação em 60 residentes (R1, R2 e R3) de Pediatria, revelou que os residentes, em todos os níveis, estavam insatisfeitos com a carga horária de trabalho. A qualidade de vida fora do trabalho foi o segundo maior fator de insatisfação reconhecido pelos R1. Essa insatisfação com a qualidade de vida diminuiu à medida que os residentes avançavam no treinamento (R2 e R3).

Adler e cols.(1980), em uma pesquisa com quatro amostras de residentes (R1) de Pediatria, encontraram, em todos os grupos, referência aos seguintes fatores estressantes:

- fadiga, falta de tempo para a família, para os amigos, para as necessidades pessoais e o temor de cometer erros;
- falta de tempo para proporcionar um bom atendimento aos pacientes, falta de apoio emocional, insuficiente conhecimento para estabelecer diagnóstico e conduta, responsabilidade pelos pacientes, pressão constante e tomada de decisões quanto ao diagnóstico e tratamento.

Ford (1983), estudando 122 residentes de diversas especialidades, refere que, além da carga de trabalho e fadiga que apareciam em primeiro lugar, foram reconhecidos como fatores estressantes: a sensação de inadequação profissional, a percepção de um ambiente extremamente competitivo e a solidão.

Koran e Litt (1988), em um estudo com 281 residentes de diferentes anos e especialidades, referem que as relações profissionais representavam uma importante fonte de estresse. Cerca de metade (46%) dos residentes temiam que pudessem ser rotulados como "criadores de problemas" caso se queixassem do treinamento. Alguns residentes disseram que esse medo havia contribuído para que muitos colegas deixassem de responder ao questionário utilizado na pesquisa. Nesse estudo as mulheres se sentiam socialmente isoladas (37%), sem amigos íntimos (25%) e precisando de aconselhamento (40%).

Recentemente, Sargent e cols. (2004) propuseram um modelo classificatório envolvendo as seguintes categorias: **Fatores Estressantes** (sobrecarga de trabalho, falta de tempo livre, microestressores diários e privação do sono); **Fatores de Risco** (antecedentes psiquiátricos pessoais e familiares, sistemas de apoio inadequados, duração do programa, gênero feminino) e **Fatores Protetores** (camaradagem entre os residentes, senso de competência clínica, sistema de apoio social eficiente, responsabilidade clínica).

As estratégias de enfrentamento (recursos adaptativos)

Face a situações estressantes, os indivíduos procuram adaptarse; para tanto, utilizam um conjunto de mecanismos. Esses recursos são conhecidos em língua inglesa pela expressão *coping mechanisms* que se refere aos modos de enfrentamento utilizados pelos indivíduos para lidar com o evento ou situação estressante.

Como os residentes se adaptam aos rigores do treinamento? Que recursos adaptativos tendem a utilizar? Alexander e cols. (1985) investigaram essas questões. Os autores estudaram 155 médicos, sendo 41 professores e 114 residentes (44 R1, 39 R2 e 31 R3) de um Programa em Medicina Familiar. Esses grupos, com diferentes níveis de experiência médica, foram comparados em relação a três variáveis: o estresse ocupacional, o desgaste pessoal e a disponibilidade de recursos (*coping resources*). Uma síntese dos resultados mostra que:

- Em todos os níveis de experiência (R1, R2, R3 e docentes), os indivíduos apontaram a carga de trabalho médico como o maior fator estressante.
- Em todos os níveis de experiência, os indivíduos referiram que o desgaste pessoal era oriundo da tensão gerada pela falta de tempo para si, para o cônjuge, para a família e amigos.
- Os residentes de primeiro e segundo ano (R1 e R2) sentiam em maior intensidade os efeitos de uma escala móvel de trabalho com vivências de isolamento pessoal.
- Os residentes de primeiro ano (R1) diferiam em relação ao corpo docente quanto ao estresse físico do ambiente de trabalho, ao desgaste físico, aos recursos de lazer e aos cuidados pessoais.
- Os índices de uma escala de desgaste físico revelaram que os residentes de primeiro ano (R1) experimentavam maior fadiga e distúrbios dos padrões de sono e alimentação, sentiam-se mais preocupados com seus sintomas físicos e apresentavam uma maior tendência ao uso excessivo de álcool.

Em suas conclusões, os autores consideram que os residentes de primeiro ano (R1) estão menos capacitados para lidar com o estresse ocupacional e que dispõem de um menor repertório de recursos para usar em seu processo adaptativo. Postulam esses autores que, na interação entre as variáveis estresse ocupacional, desgaste pessoal e disponibilidade de recursos, há uma amplificação das duas primeiras em função da falta ou do desenvolvimento incipiente da última.

Ao estudar os recursos utilizados por residentes (R1) de Pediatria para lidar com as vicissitudes do treinamento, Adler e cols. (1980) encontraram que, ao lado de alternativas como busca de conforto na religião, meditação, caminhadas, leituras, havia uma atitude prevalente de "não fazer nada e esperar que isto acabe logo". A maioria dos residentes, nesse estudo, recorria em primeiro lugar a familiares ou amigos embora no início da Residência houvesse expressado a intenção de recorrer aos professores para discutir seus problemas. A busca de psicoterapia foi um recurso pouco utilizado, embora também anteriormente houvesse intenção de usar esse recurso. De 42 residentes que haviam manifestado essa expectativa, somente 3 vieram a concretizá-la. Um grupo de apoio, composto por um professor e 8 residentes, que se encontravam regularmente ao longo do ano para discutir questões relativas à Residência, foi considerado um recurso útil pelos residentes que dele participaram.

Rotbart e cols. (1985) assinalam que é preocupante o fato de que, em seu estudo, a maioria dos residentes, também pediatras, não consideravam os professores e/ou coordenadores da Residência como fonte importante de apoio durante o treinamento. Os métodos mais freqüentes citados pelos residentes para lidar com o estresse foram: exercício físico, religião e uso de bebidas. De uma maneira geral, os residentes sentiam que as maiores fontes de apoio emocional eram: os outros colegas residentes de mesmo ano (R1), os amigos de fora do ambiente profissional e o grupo familiar.

Rudner (1985), em seu estudo com residentes (R1 e R2) em Medicina Familiar encontrou os seguintes dados:

- 40% dos residentes relataram que o melhor meio de lidar com o estresse era estar aberto para conversar sobre seus problemas com outros residentes, membros da família e amigos.
- 26% referiram que se "adaptaram" ao estresse, ajustando suas atitudes e sentimentos em relação aos fatores estressantes.
- 19% relataram que um fator importante era o uso estratégico do tempo, fazendo, por exemplo, uma lista diária das prioridades no trabalho, eliminando tarefas importantes, mas não essenciais.
- 13% referiram que o recurso que mais utilizavam era o de expressar suas emoções através de gritos, reações raivosas ou depressivas.

- 2% relataram o uso de álcool como uma forma de alívio da tensão emocional.

No estudo de Koran e Litt (1988), 68% dos residentes referiram que "um amigo" era a maior fonte de apoio, seguida por "familiares" (62%). Uma parcela importante dos 281 residentes estudados (27%) disse que não tinha amigos em quem pudessem confiar. Os recursos menos freqüentemente utilizados foram os relativos a ajuda de: psiquiatra (16%), membro do corpo docente (11%), chefe dos residentes (6%), *ombudsman* (6%) e aconselhamento (4%).

Capítulo IV

UMA PESQUISA SOBRE DIFICULDADES NA TAREFA ASSISTENCIAL E FONTES DE ESTRESSE

Características gerais da pesquisa

Os dados apresentados a seguir se referem a um estudo realizado com residentes de 12 Programas da Residência Médica da Escola Paulista de Medicina, Universidade Federal de São Paulo. O objetivo deste estudo foi avaliar, de forma prospectiva, as dificuldades na tarefa assistencial e as fontes de estresse durante o treinamento na Residência Médica.

Um questionário de avaliação de atitudes contendo 62 questões sobre dificuldades na tarefa assistencial e fontes de estresse (em escala Likert de 5 pontos) e 5 questões abertas sobre as experiências e vivências dos residentes durante o treinamento foi aplicado em três tempos: início da Residência (T0), final do R1 (T1) e final do R2 (T2). Um total de 97 residentes respondeu no tempo inicial (T0), 72 no final de primeiro ano (T1) e 52 responderam em T0, T1 e T2. Os Residentes foram divididos em quatro grupos: **Clínica-Masculino** (CLM), **Clínica-Feminino** (CLF), **Cirurgia-Masculino** (CRM) e **Cirurgia-Feminino** (CRF). O questionário e as questões formuladas são apresentados no Anexo I.

Do ângulo descritivo, foi possível conhecer as principais dificuldades assistenciais e fontes de estresse antecipadas no início do treinamento e percebidas no primeiro e no segundo ano de residência. Paralelamente, foi possível, por meio das respostas às questões abertas, saber o que os residentes pensavam e sentiam a respeito de vários aspectos do treinamento. Os dados oriundos da análise descritiva mostraram que:

- A quantidade de pacientes, os pacientes hostis e/ou reivindicadores, pacientes que vem a falecer, pacientes com doença terminal, pacientes que não entendem o que é dito e pacientes com alteração de comportamento foram as principais dificuldades encontradas pelos residentes na prática assistencial.

- As comunicações dolorosas, o atendimento de pacientes terminais, o medo de contrair infecções e os dilemas éticos foram destacados nas questões abertas como situações particularmente difíceis vivenciadas na tarefa assistencial.
- O medo de cometer erros, estar constantemente sob pressão, fadiga e cansaço, os plantões noturnos, a falta de orientação, o excessivo controle por parte dos supervisores, lidar com as exigências internas ("ser um médico/a que não falha"), a falta de tempo para lazer, família, amigos e necessidades pessoais foram as principais fontes de estresse percebidas.

Os depoimentos nas questões abertas sobre fontes de estresse apontaram uma ampla gama de considerações sobre vários aspectos do treinamento (carga horária, condições de trabalho, relacionamento com professores e funcionários). Dois tipos de discurso emanaram dos comentários nas questões abertas sobre fontes de estresse: os **catárticos** e os **reflexivos**. Nos primeiros, predominaram sentimentos de raiva e revolta associados a vivências de abandono, desamparo, descaso, desconsideração e exploração. Nos últimos, foram observadas tentativas relativamente articuladas de elaboração das experiências.

Foram definidas nove escalas de avaliação de atitudes: seis escalas agrupando questões sobre dificuldades na tarefa assistencial (A1 a A6) e três escalas com questões sobre fontes de estresse (E1, E2 e E3), descritas a seguir:

Escalas de dificuldades na tarefa assistencial:

A1 - Pacientes e/ou situações com "distância social"

A2 - Pacientes "querelantes e não aderentes ao tratamento"

A3 - Pacientes "incuráveis"

A4 - Pacientes "psiquiátricos"

A5 - Pacientes "difíceis"

A6 - Situações de sobrecarga social na assistência.

Escalas de fontes de estresse:

E1 - Estresse profissional

E2 - Estresse pessoal

E3 - Estresse situacional.

A análise estatística mostrou que, para a maioria das escalas, a resposta média dos quatro grupos, com exceção do grupo **Clínica-Masculino** (CLM), decresceu significantemente com o tempo, mostrando que as dificuldades na tarefa assistencial e os níveis de estresse durante a Residência diminuem à medida que o treinamento se desenvolve.

O grupo **Clínica-Masculino** diferiu dos demais grupos, tendo mantido constante através do tempo a resposta média em relação a três escalas ("pacientes querelantes e não aderentes", "estresse pessoal" e "estresse situacional"). Além disso, o grupo **Clínica–Masculino** apresentou, durante o primeiro ano de residência (R1), maior dificuldade que os outros grupos em relação à escala "situações de sobrecarga social na assistência".

Embora o estudo tenha revelado um saldo positivo do treinamento, os residentes manifestaram — principalmente ao final do R1 — opiniões críticas e reivindicaram modificações programáticas, com ênfase na diminuição da carga de trabalho.

As dificuldades na tarefa assistencial

Situações Difíceis Antecipadas

Tentativas de suicídio

Ao iniciar a Residência Médica, as "tentativas de suicídio" (Q17) foram referidas como a principal situação difícil antecipada pelos residentes na futura prática assistencial, com exceção do grupo CLM, que antecipou como principal dificuldade a variável "pacientes que não entendem o que você diz..." (Q07).

Vale assinalar que a perspectiva de atender tentativas de suicídio foi antecipada como sendo uma situação potencialmente muito difícil por todos os grupos, quando se consideram os 3 principais tipos de pacientes e/ou situações difíceis.

Esta expectativa dos residentes ao iniciar o treinamento está de acordo com dados da literatura, que ressaltam as intensas reações emocionais que os atos suicidas despertam em médicos e equipes de saúde (Herzog, 1984; Cassorla, 1989; Bing-You, 1993).

Cassorla (1989) salienta que, frente a um paciente que fez uma tentativa de suicídio, a equipe de saúde costuma expressar um desprezo agressivo, às vezes chegando próximo ao maltrato. Essas reações são comuns em atendimentos de pronto-socorro. O autor, na busca de uma compreensão dessas manifestações, alerta que explicações simplistas do tipo "desumanidade" ou "frieza" dos médicos não são satisfatórias.

Nossos achados fortalecem esse alerta. O fato de a maioria dos residentes antecipar que as tentativas de suicídio seriam as situações mais difíceis da prática assistencial revela a magnitude do temor que o jovem médico tem em relação à perspectiva de ter que atender pacientes suicidas.

O impacto dos atos suicidas em médicos e profissionais de saúde deve-se a um conjunto de fatores:

- os médicos são treinados e trabalham para salvar vidas e minorar o sofrimento. Quando uma pessoa tenta o suicídio, aparentando não querer viver, essa situação confunde o médico, porque contraria os valores básicos da sua profissão;
- os médicos, em geral, não compreendem o ato suicida e o caráter multifatorial da sua determinação. Isto é conseqüência da formação profissional, em que a procura da relação causa-efeito, linear e visível, é preponderante;
- o contato com pacientes suicidas produz, no médico, o surgimento de sentimentos de impotência, frustração e fragilidade.

Esses sentimentos, habitualmente, paralisam o profissional. Frente à paralisia e à impotência, são freqüentes as reações e condutas agressivas.

Nossa experiencia no atendimento em Interconsultas no Hospital São Paulo tem mostrado que, quando ocorre um suicídio (ou mesmo uma tentativa) em alguma unidade do hospital, as repercussões são significativas e tendem a abranger a instituição como um todo. Vivências de fracasso ou incompetência profissional, com intensos sentimentos de culpa tendem, às vezes, a desencadear o surgimento de verdadeiros 'tribunais' em busca dos culpados pelo doloroso evento. Um aumento transitório do número de pedidos de Interconsulta à Psiquiatria tende a ser uma das repercussões mais freqüentes depois de um suicídio no hospital geral (Nogueira-Martins, 1993).

É interessar notar que, embora antecipadas como situações muito difíceis, as experiências vividas no atendimento de tentativas de suicídio não foram relatadas nas questões abertas, nos dois anos de treinamento, sendo apenas referidas de forma sumária por dois residentes de Psiquiatria.

Situações difíceis percebidas na tarefa assistencial

As situações difíceis percebidas na tarefa assistencial foram: a quantidade de pacientes e condições de trabalho; os pacientes e familiares hostis e reivindicadores; os pacientes de baixo nível socioeconômico e cultural; as comunicações dolorosas; os pacientes terminais; o medo de contágio; os dilemas éticos.

Quantidade de pacientes e condições de trabalho

No primeiro e segundo ano de Residência, "a quantidade de pacientes" (Q14) e "os pacientes hostis e/ou reivindicadores" (Q10) se destacaram como as situações mais difíceis encontradas pelos residentes na prática assistencial.

Um residente de oftalmologia aborda a questão da quantidade de pacientes e as repercussões desta realidade assistencial no treinamento:

> *"A EPM e o HSP deveriam se preocupar em formar, em primeiro lugar, bons profissionais, selecionando e diminuindo o número de pacientes atendidos nos ambulatórios, fato que não ocorre, pois a grande demanda de pacientes faz com que o residente se torne mão-de-obra barata, os casos mais interessantes sejam pouco discutidos e os casos corriqueiros sejam mal atendidos"* (R2, masculino, Oftalmologia).

Uma residente de cirurgia geral descreve um tipo de situação da prática assistencial que ilustra o grau de dificuldade experimentado pelos profissionais encarregados do atendimento médico nos hospitais públicos brasileiros:

> *"... o que traz maior dificuldade é lidar com os pacientes que já passaram por vários serviços, que são encaminhados para cá com esperança de resolução do problema, mas sem condição de internação por falta de vagas. É extremamente delicada a relação com os pacientes e seus parentes, na situação de ter que reencaminhar pela enésima vez um paciente que necessita de cuidados imediatos"* (R2, feminino, Cirurgia Geral).

A precariedade do sistema de assistência médica é também destacada no depoimento de uma residente de primeiro ano de Neurologia:

> *"... É muito estressante receber pacientes que já passaram por inúmeros serviços considerados médicos, que chegam em estado irrecuperável. Exemplo: criança com tumor de hipófise com sintomatologia há 8 meses que, após peregrinar por diversos hospitais, chega amaurótica."*

> *"... não conheço nenhum hospital psiquiátrico que mereça respeito. Deixam qualquer um que chega meio nervosinho entupido de Haldol, Gardenal, Fenergan, Amplictil e amarrado; depois encaminham para cá seco como um bacalhau, com infecção até o cabelo, sujo e cheio de escaras"* (R1, feminino, Neurologia).

Uma descrição detalhada a respeito das dificuldades no pronto-socorro pode ser observada no depoimento de uma R1 de Clínica Médica:

> *"...muito estressante, o PS ; além de lidar com pacientes graves e, muitas vezes, tomar condutas sem ter o diagnóstico, temos um número muito grande de pacientes, falta de funcionários, má acomodação para médicos (falta cadeira, lavabo) e para os pacientes (aquelas horríveis macas)"* (R1, feminino, Clínica Médica).

A conjugação de um elevado número de pacientes, mais a insuficiente qualificação dos funcionários, decorrente dos baixos salários, somada à deterioração dos equipamentos, fez com que a rede pública de assistência médica se transformasse em um verdadeiro cadinho. Se adicionarmos a esta mistura um grupo de inseguros recém-formados mais um punhado de pacientes e familiares hostis e reivindicadores, o potencial gerador de violência torna-se bastante acentuado.

Em nosso meio, tem sido cada vez mais freqüente a ocorrência de episódios nos quais a delegacia de polícia tem sido a próxima parada de pacientes e familiares enraivecidos e insatisfeitos com o atendimento médico prestado na rede pública.

A hostilidade, a agressividade e o comportamento violento de pacientes, familiares e acompanhantes é multideterminado e guarda relação com fatores como: a frustração da espera e da não resolução do desconforto e da dor, estados psicóticos agudos associados ou não ao uso de drogas, o ambiente físico (macas no corredor, muito barulho, excesso de pacientes), a qualidade do atendimento e os sentimentos que são desencadeados na interação com os profissionais (Hobbs, 1990; Pane, 1991).

Pacientes e familiares hostis e reivindicadores

A característica "reivindicadores" apareceu em vários depoimentos associada às dificuldades que os residentes tiveram com os pacientes e familiares dos pacientes:

> *"...a situação mais difícil é a cobrança de que você não está trabalhando direito, ou está 'vagabundando', que eu tenho 'obrigação' de fazer tudo na mesma hora. Aqueles pacientes ou familiares que perdem a noção de limites, bom-senso e educação"* (R2, feminino, Neurologia).

> *"... a maior dificuldade não foram os pacientes, que na grande maioria das vezes aceitam e acabam fazendo certo grau de amizade; são os parentes que me tiraram do sério durante este ano, devido a suas incredulidades e a serem ansiosos ao extremo, querendo uma solução rápida"* (R1, masculino, Cirurgia Geral).

> *"[muito difícil]... pacientes terminais com diagnóstico e conduta já firmados, que vêm ao hospital por ansiedade dos parentes ou problemas sociais, insistindo na internação, apesar do P.S. lotado [problema de espaço físico]"* (R2, masculino, Cirurgia Geral).

> *"... as situações em que mais senti dificuldade foram com os pais de crianças que ficavam muito ansiosos e que não davam tempo para as coisas acontecerem. Ficam toda hora questionando ou fazendo perguntas sobre muitas coisas especiais que não sabemos responder"* (R2, feminino, Pediatria).

Pacientes de baixo nível socioeconômico e cultural

O nível socioeconômico da população assistida aliado à precariedade dos recursos hospitalares representou também uma sobrecarga importante, como se pode observar nos depoimentos de alguns residentes:

"A maior dificuldade foi com pacientes e parentes com problemas socioeconômicos; são pacientes que necessitariam de cuidados de enfermagem domiciliar, que não são possíveis devido a seus padrões socioeconômicos, especialmente com pacientes idosos, que por qualquer motivo as pessoas trazem ao hospital, querendo e, às vezes, exigindo sua internação, que não seria necessária se houvesse cuidado por parte da família" (R1, masculino, Cirurgia Geral).

"A maior dificuldade foi lidar com migrantes nordestinos de baixo nível socioeconômico que, por chegarem em São Paulo sem o mínimo de condições, não aderiam ao tratamento por falta de condições monetárias para comprar medicamentos e não faziam a higiene adequada" (R2, masculino, Oftalmologia).

As comunicações dolorosas

O tema das comunicações dolorosas se destacou nas respostas às questões abertas. A dificuldade de comunicar ao paciente e/ou à família sobre situações graves ou de morte foi citada por residentes de praticamente todas as especialidades, quando indagados sobre situações difíceis e estressantes ligadas à prática assistencial.

Esta questão tem sido tratada na literatura, em especial, quanto ao diagnóstico de câncer. Até 1960, a maioria dos médicos nos EUA, assim como em outros países, raramente informavam aos seus pacientes que eles tinham câncer (Oken, 1961). Embora a partir da década de 70 tenha sido identificada uma mudança significativa nas atitudes dos médicos em relação à comunicação do diagnóstico de câncer, predominando uma tendência favorável à informação, o tema ainda suscita controvérsias; estudos têm discutido a forma e a qualidade dessas comunicações aos pacientes e familiares (Holland, 1989; Lind e cols., 1989).

O caráter inevitavelmente penoso das comunicações dolorosas aparece em vários depoimentos dos residentes, tanto ao final do primeiro quanto do segundo ano de Residência. A freqüência com que este tema surgiu nas questões abertas parece indicar um fenômeno universal que afeta os residentes. Depoimentos de residentes de diversas especialidades falam deste pungente assunto:

> *"[muito difícil] ...comunicar morte a familiares, principalmente se o paciente é jovem"* (R1, masculino, Neurocirurgia).

> *"...as piores situações são aquelas em que tenho que informar à mãe ou pai ou ao paciente diretamente a perda irreparável da visão"* (R2, feminino, Oftalmologia).

> *"... acho que a maior dificuldade que senti durante minha experiência como R1 foi, ao tratar com paciente, sobre a informação de que o mesmo era portador de doença com prognóstico fechado, sem chance de cura. Situações deste tipo foram bastante freqüentes e a avaliação do melhor momento e a melhor maneira de colocar o problema para o paciente sempre foram bastante difíceis e nem sempre tiveram um desfecho que me satisfizesse"* (R1, masculino, Cirurgia Geral).

> *"... comunicar aos pais sobre a morte de uma criança ou comunicar um diagnóstico grave, como por exemplo, leucemia"* (R1, masculino, Pediatria).

> *"... comunicar à família a gravidade ou morte do paciente"* (R1, masculino, Clínica Médica).

Os pacientes terminais

O atendimento a pacientes terminais foi também referido como muito difícil pelos residentes, confirmando dados da literatura (Small, 1981; Herzog, 1984; Cooke, 1985; Schwartz e cols., 1987; Bing-You, 1993).

A árdua e difícil tarefa de cuidar de pacientes terminais foi sintetizada por Eizirik e cols. (1991):

> *"Conviver com a realidade da morte, enfrentar suas vicissitudes, tolerar as ansiedades que evoca, manejar os mecanismos de defesa*

acionados e manter a esperança e a confiança em que sempre há algo a fazer, é o que se espera do médico e da equipe que atendem estes pacientes".

Os depoimentos seguintes descrevem algumas das dificuldades — pessoais e institucionais - experimentadas pelos residentes encarregados da assistência a pacientes terminais.

"... mais difícil foi trabalhar com pacientes terminais, devido a impotência pelo fato de não poder curar" (R1, masculino, Clínica Médica).

"... difíceis foram as situações onde criei vínculo afetivo e inevitavelmente 'assumi' o sofrimento dos pais (me colocando no lugar deles) e as crianças em questão vieram a falecer ou tinham diagnóstico e prognóstico fechados" (R2, feminino, Pediatria).

"... tive grande dificuldade com pacientes crônicos cujo tratamento não melhora a qualidade de vida, como os renais crônicos em diálise, e igual dificuldade com pacientes com doença terminal"

"... uma situação muito estressante foi o óbito de uma criança com tumor, em fase terminal, mas que era muito querida na enfermaria, onde ficou internada um mês. Foi muito desgastante emocionalmente para mim e para os outros médicos que a acompanharam" (R2, masculino, Cirurgia Geral).

Alguns depoimentos expressam percepções acuradas das dificuldades, como os relatos de dois residentes — um homem e uma mulher — de Pediatria:

"... Tive uma situação especialmente difícil em relação a um paciente grave com patologia crônica terminal (leucemia) e com pais de extrema exigência (nível intelectual acima da média) e principalmente com um poder de sedução sobre os médicos. Tive dificuldade em tratar e permanecer suficientemente distante e

> *profissional sem me envolver muito no problema emocional familiar. O poder de sedução do pai era tão grande que me fazia ter peso na consciência se não desse o máximo de mim. Demorei mais ou menos uma semana para perceber esse processo e conseguir separar os fatos e colocar cada pessoa no seu respectivo lugar. Esse processo foi agravado pelas sucessivas intercorrências com a criança; cheguei a sonhar à noite com a melhora dela, apesar de saber que o prognóstico estava fechado"* (R2, masculino, Pediatria).

> *"... minha maior dificuldade foi a de lidar com pacientes da sala onco-hemato especialmente e pacientes crônico-terminais de maneira geral. Acabei me envolvendo e me identificando com as mães e com as crianças. Acho que pelo fato de ter um filho eu acabo tendo dificuldade em lidar com a situação... Alguns dias antes de entrar na sala onco-hemato, apareceu (recidivou) um herpes labial, impossibilitando-me de entrar na sala por alguns dias. Coincidência?!"* (R1, feminino, Pediatria).

O medo de contágio

O medo de se infectar durante um ato médico foi descrito pelos residentes, nas questões abertas, como um dos principais problemas que se desenvolvem na assistência aos pacientes.

> *"(muito estressante)... temor de contacto e infectar-me com doenças contagiosas, pois estamos diariamente expostos a contraí-las com sangue e secreções" (R1, feminino, Cirurgia Geral).*

> *"... no exame otorrinolaringológico estamos em contato constante com secreções e líquidos orgânicos dos pacientes. Atendemos um número enorme de pacientes por dia, quase sempre sem a proteção adequada"* (R1, masculino, Otorrinolaringologia).

> *"... uma situação que para mim foi muito estressante, foi quando me acidentei com uma agulha contaminada"* (R1, masculino, Clínica Médica).

"(muito estressante)... contaminação por acidente (agulhas etc)" (R2, masculino, DIPA).

"... temor de examinar pacientes com doenças contagiosas" (R1, masculino, Oftalmologia).

"... cirurgia em pacientes portadores de doenças contagiosas" (R2, masculino, Ginecologia).

Dilemas éticos

Os dilemas éticos associados ao atendimento de certos tipos de pacientes, em especial portadores do HIV foram relatados por alguns residentes como situações muito difíceis na prática assistencial:

"... como explicado anteriormente, estressante, para mim, foi o risco de contaminação em atos médicos de intervenção como por exemplo a passagem de intra-cath com sangramento intenso em paciente portador de HIV. Se, por um lado sabemos que o risco existe e não é pequeno, por outro lado não podemos deixar de dar toda a assistência necessária no sentido de manter as condições de vida para o paciente. Isso nao ocorre necessariamente só na Clínica Médica, mas também na Neurologia ou em qualquer outra especialidade de atendimento de PS" (R1, masculino, Neurologia).

"... na minha especialidade, que lida diretamente com pacientes portadores de HIV, são comuns situações difíceis envolvidas com os conflitos decorrentes do preconceito contra os pacientes e seu estilo de vida; a questão ética da obrigação moral de prestar assistência ótima a esses doentes, apesar de sua rejeição enquanto pessoa e do medo de contágio; de ser o representante desses doentes junto aos demais membros da comunidade médica etc." (R2, masculino, DIPA).

As fontes de estresse

A análise descritiva mostra que determinadas características do treinamento foram antecipadas e percebidas como fontes de estresse pela maioria dos residentes, demonstrando a presença de fenômenos universais. Assim, por exemplo, a variável "cometer erros" foi antecipada como a principal fonte de estresse pelos grupos CLF, CRM e CRF e reconhecida como tal pelos grupos CLF e CRF durante o primeiro ano e pelo grupo CLF no segundo ano de Residência.

Fontes de estresse antecipadas

Quanto às fontes de estresse antecipadas, a variável "cometer erros" (Q36) foi apontada como a principal fonte de estresse antecipada, por todos os grupos, com exceção do grupo CLM que antecipou a variável "falta de orientação" (Q37) como o principal fator gerador de estresse.

Esse temor expresso pelos residentes em nosso estudo é consistente com dados da literatura (Adler e cols., 1980; McCue, 1985; Rudner, 1985; Rotbart e cols., 1985; Schwartz e cols., 1987; Aach e cols, 1988; Butterfield, 1988; Collier, 2002; Landrigan e cols., 2004) e, provavelmente, foi exacerbado por um conjunto de fatores circunstanciais — entre os quais se destaca uma sistemática campanha centrada no erro médico veiculada pela mídia, criando uma imagem social bastante negativa da figura do médico e contribuindo para alimentar esse medo inerente aos neófitos.

O medo de cometer erros e os sentimentos associados às conseqüências e repercussões destas eventuais falhas acompanham o residente durante o treinamento, ao longo dos dois anos.

Embora a variável "cometer erros" tenha sido apontada como a principal fonte de estresse tanto pelos grupos de especialidades clínicas como pelos de especialidades cirúrgicas, somente os residentes de especialidades cirúrgicas descreveram em detalhe este temor. Alguns depoimentos revelam a intensidade destas experiências emocionais:

> *"... na minha especialidade, o maior* stress *é quando entramos, no início, para uma cirurgia eletiva, sabendo que, por falta de experiência, podemos restringir a capacidade visual do paciente"* (R2, feminino, Oftalmologia).

> *"... é assustador saber que você pode falhar no exato momento de um ato cirúrgico"* (R2, masculino, Oftalmologia).

> *"... falhas minhas que podem custar vidas ou prejudicar pessoas com seqüelas importantes"* (R1, feminino, Cirurgia Geral).

> *"... em GO o que é muito estressante é ter que tomar decisões imediatas em circunstâncias que envolvem duas vidas [mãe e feto] e estas decisões [condutas] podem ser acertadas ou não e freqüentemente irreversíveis ... Na minha especialidade, o que mais causa dificuldade, principalmente em Obstetrícia, é tentar justificar uma iatrogenia, pois lida-se, em boa parte dos casos, com pacientes jovens e saudáveis. Como exemplo cito uma paciente que foi admitida com diagnóstico de placenta prévia, tendo sido submetida a um parto cesárea e como teve acretismo placentário, foi histerectomizada e teve seu ureter esquerdo ligado inadvertidamente, recebendo alta sem útero e com uma nefrostomia"* (R2, masculino, GO).

Fontes de estresse percebidas: discursos catárticos e reflexivos

As principais fontes de estresse reconhecidas pelos residentes no primeiro (T1) e segundo (T2) ano de Residência foram constituídas por um amplo conjunto de situações que envolveram temores antecipados em T0 — cometer erros — e 10 (dez) outros tipos de situações estressantes: "fadiga, cansaço"; "falta de tempo para a família e/ou amigos"; "falta de tempo para minhas necessidades"; "falta de orientação"; "estar constantemente sob pressão"; "excessivo controle por parte dos supervisores"; "tempo escasso para atividades da Residência"; "falta de tempo para o lazer"; "lidar com as minhas exigências internas"; "plantão noturno".

Dessas 10 (dez) situações estressantes, sete estão associadas com a sensação de falta, de carência, em especial falta de tempo. Esta relação de fontes de estresse é consistente com dados referidos na literatura (Adler e cols., 1980; Rotbart e cols., 1985; Rudner, 1985; Ford e Went, 1986; Landau e cols., 1986; Butterfield, 1988; Aach e cols., 1988).

Assim, por exemplo, no trabalho conduzido por Rudner, os residentes (R1 e R2) apontaram a pressão do tempo como a principal fonte de estresse, seguida em ordem decrescente, pela fadiga e pela sensação de insegurança. A categoria pressão do tempo incluía os seguintes itens: falta de tempo para a família, para o lazer, para as necessidades pessoais e o sentimento/sensação de ter que fazer muitas coisas ao mesmo tempo. A segunda maior fonte de estresse referida no trabalho — a fadiga — incluía a privação do sono, a carga horária, os plantões e a sensação de estar esgotado. A terceira maior fonte de estresse apontada pelos residentes que faziam o aperfeiçoamento em Medicina Familiar — a sensação de insegurança — incluía o medo de cometer erros, baixa auto-confiança e preocupação em relação à falta de conhecimento médico suficiente para proporcionar um adequado cuidado ao paciente. Esta relação de elementos estressógenos é bastante semelhante aos dados apontados pelos nossos residentes.

Myerson (1990) ressalta que o padrão estresse-ansiedade-fadiga é circular. Assim, a insegurança (medo de errar, falta de orientação) gera ansiedade e provoca fadiga. A pressão do tempo gera ansiedade, que pode levar a erros, aumentando a insegurança e criando um circuito de retro-alimentação.

Os depoimentos feitos pelos residentes nas questões abertas sobre fontes de estresse apontaram uma ampla gama de considerações sobre vários aspectos do treinamento (carga horária, condições de trabalho, relacionamento com professores , funcionários e outros).

Da análise formal e de conteúdo destes depoimentos emanam alguns tópicos que podem ser categorizados em dois grandes grupos de discursos: os **catárticos** e os **reflexivos**.

No primeiro grupo predomina uma forma narrativa com uma descrição vívida e inflamada de sentimentos e sensações; no segundo, os depoimentos tendem a ser breves e tentam construir uma síntese a respeito dos fatores estressantes na Residência.

Dito de outra forma, os relatos dos residentes ora são expressados de forma desorganizada, "evacuatória", com descargas emocio nais raivosas e ora de maneira organizada, reflexiva e discriminada.

Sentimentos de raiva e hostilidade são estados emocionais freqüentes em residentes, particularmente nos de primeiro ano (Friedman e cols., 1973; Ford, 1983; Uliana e cols., 1984; Clark e cols., 1984; Ford e Went, 1986; Girard e cols 1986; Deary e Tait, 1987; Gordon e cols.,1987), assim como comportamentos querelantes com características de hostilidade (raiva crônica) e queixas reivindicatórias (Small, 1981; Reuben, 1983, 1985; McCue, 1985; Girard cols., 1991; Peterlini, 2000).

Esse tom ressentido, raivoso, insatisfeito, queixoso, aparece em diversos depoimentos de residentes de primeiro e segundo ano, tanto de especialidades clínicas como cirúrgicas, com críticas dirigidas ao "sistema", aos professores e preceptores, administradores do hospital, corpo de enfermagem e funcionários.

Os discursos catárticos

No processo de categorização dos discursos foram selecionados os depoimentos dos residentes que se referiam às experiências emocionais vividas e identificadas como muito estressantes durante o treinamento. Os relatos classificados como catárticos foram subdivididos e agrupados de acordo com o núcleo das experiências vivenciadas. São eles: desamparo; desconsideração e exploração; os conflitos no trabalho.

Desamparo

Vivências de abandono, descaso, desinteresse e desrespeito por parte dos professores e residentes mais antigos são referidos pelos residentes, com expressões que sugerem vivências de "orfandade". Vários depoimentos descrevem essas penosas experiências de desamparo:

> *"... é duro não conseguir, algumas vezes, obter de meus 'colegas' mais experientes (preceptores, por vezes) a devida calma e compreensão nos momentos em que, por pura inexperiência, muito necessitava. Infelizmente, acho que esses indivíduos, que se dizem médicos, se esqueceram que foram um dia residentes"* (R1, masculino, Oftalmologia).

> *"... a carga horária abusiva e a inacessibilidade da preceptoria foram fatores que me tornaram mais suscetível a críticas e também mais amarga. Tive muitas vezes a sensação de desrespeito à individualidade e aos limites de desgaste físico e emocional"* (R1, feminino, Anestesiologia).

> *"... este ano foi pesado, trabalhoso, variando muito de estágio para estágio. Há muita insatisfação e o R1 é tratado como um secretário pelos residentes mais antigos e como um burro pelos docentes, em algumas disciplinas"* (R1, feminino, Cirurgia Geral).

> *"... é impressionante a queda do poder de compra do residente, e o pouco caso dos docentes e representantes a nível da Comissão de Residência, para este fato. Como médicos e orientadores, deveriam perceber que se o residente precisa dar mais plantões 'fora', para manter um mínimo de padrão de vida, acaba sacrificando um horário precioso de estudo, o que irá diminuir seu aproveitamento no período"* (R2, masculino, Neurologia).
>
> *"... pode parecer incrível, mas as situações mais difíceis foram enfrentadas com os orientadores e não com os pacientes; lógico que situações com os pacientes também tiveram seu grau de*

dificuldade, principalmente em manobras cirúrgicas quando não se tem um orientador por perto, mas não chegaram a ser tão aflitivas como condições impostas pelos orientadores da Residência" (R2, masculino, Ginecologia).

Desconsideração e exploração

Sentimentos de raiva e revolta com vivências de desconsideração, exploração e desrespeito são relatados em alguns depoimentos. As críticas são duras com queixas amargas e acusações dirigidas especialmente aos dirigentes da instituição.

"... como nós residentes R1 e R2 estamos em um hospital-escola, deveríamos como primeira condição ter um aprendizado maior e deixar de tocar o hospital, para que este dê lucro, para fins políticos e financeiros, afinal estamos aqui para aprender e não trabalhar como meros empregados do hospital, como muita gente nos considera" (R2, masculino, Cirurgia Geral).

"... não existe uma verdadeira Residência Médica no complexo HSP-EPM, o que existe é uma exploração de médicos recém-formados, iludindo-os com um aperfeiçoamento profissional que a Escola não é capaz de dar. A única coisa que existe é uma preocupação com o lucro e com a pesquisa; o PS é o melhor exemplo disso, onde os residentes tem que atender um número elevadíssimo de pacientes e dar assistência (sala de observação) a outro grande número de pacientes, deixando então de ter seu aprendizado e dando uma péssima qualidade de atendimento" (R2, masculino, Cirurgia Geral).

"... nossa Residência infelizmente está dirigida para os cofres e não para o ensino e a assistência. Existem muitos pacientes que são tratados no corredor de forma anti-humana; tentamos fazer o máximo, mas temos nos deparado com o problema de burocracias e problemas com os paramédicos (por exemplo: atendentes). Somos obrigados a fazer o serviço dos mesmos visto que eles se acham no

direito, por terem muitos anos de casa, de falar não para os médicos recém-formados. Eles dizem 'vocês são residentes' como se isso fosse um demérito; sendo assim o pouco tempo que temos livre para o estudo é perdido para buscar exames, empurrar macas, fazer curativos simples, levar e buscar paciente ao RX, atender o telefone etc." (R1, masculino, Ortopedia).

Os conflitos no trabalho

Os problemas relativos ao funcionamento do hospital e à interação com os funcionários técnico-administrativos foram apontados nas questões abertas. Queixas e reclamações em relação ao corpo de enfermagem e outros funcionários são relatadas nos depoimentos:

> *"... um dos pontos que mais me desagrada é o relacionamento médico-enfermeiro e médico-funcionário, pois infelizmente em nosso serviço os enfermeiros e funcionários parecem não apresentar o mínimo de consideração em relação ao médico, pois sabem que estão protegidos pela estabilidade que o emprego de funcionário público lhes dá (o que é um absurdo). Logicamente, tal comportamento não é a rotina, mas em locais como o centro cirúrgico, tal fato está se tornando freqüente"* (R2, masculino, Oftalmologia).

> *"... trabalhar ao lado de pessoas incompetentes em situações de grande stress tal como no atendimento de paradas cardio-respiratórias, tendo que contar com pessoas (atendentes e auxiliares) sem um mínimo de preparo para tais situações. Ter que depender da boa vontade destes mesmos funcionários para que o paciente seja adequadamente atendido"* (R1, masculino, Neurologia).

> *"muito estressante ... quando no PS você pede educadamente para as auxiliares de enfermagem e atendentes para realizarem atos que são de sua responsabilidade e elas respondem que não podem fazer naquela hora e que, se quisermos, nós mesmos é que devemos fazer"* (R1, masculino, Clínica Médica).

Discursos reflexivos

Alguns discursos expressam reflexões mais elaboradas a respeito de alguns aspectos do treinamento na RM, assim como considerações sobre as repercussões e reações pessoais face a estes aspectos e ponderações sobre a carreira profissional.

> *"Eu penso que a Residência Médica se torna cada vez mais uma exigência sem limites definidos para o médico iniciante, com responsabilidades de toda a sorte e com mínima consideração quanto aos direitos trabalhistas do médico residente por parte de toda comunidade hospitalar. Não há tampouco reconhecimento da população assistida que cada vez mais se insurge contra os médicos; a questão assistencial passa a dominar os propósitos de um programa de pós-graduação para aperfeiçoamento técnico do médico"* (R2, masculino, Clínica Médica).

> *"Eu imaginei, após meu R1, muitas maneiras de ter passado o ano sem que fosse necessário impor stress aos R1. Acho que o fato do R1 ter que trabalhar muito está incutido no 'sistema' e nas pessoas que dele fazem parte, que passa a ser encarado como um fato normal. Tive raiva de viver em um país subdesenvolvido e ter que resolver problemas 'não médicos'; acho que a nossa condição social, como país, é responsável pela maioria das queixas que levam as pessoas ao médico; de maneira direta ou indireta a 'pobreza' do nosso povo é o principal 'problema' médico que enfrentamos, problema que ninguém, na faculdade, ensina como lidar. Você não pode receitar os medicamentos que quer e não pode conduzir casos como deveria, isto é frustrante e muito triste"* (R2, masculino, Clínica Médica).

> *"... muitas vezes me percebi em um estado de profunda revolta com o excesso de responsabilidade e a baixa remuneração para isto. É muito triste quando se compara com outras carreiras; o nível de*

vida de muitos amigos, contemporâneos de colégio, é muito melhor" (R2, masculino, Endocrinologia).

"Percebo que na vida a dificuldade maior está em poder tornar um período cheio de conflitos e dificuldades em um momento construtivo não só no aspecto técnico. Bem ou mal, sempre há crescimento no que diz respeito à técnica e ao conhecimento. A Residência tem que ser oportunidade para amadurecimento do homem, mas isto parece que só é possível a partir de um enorme esforço de cada um" (R1, masculino, Neurologia).

"... quando se entra em uma Residência Médica que é reconhecida pelo governo federal assina-se um contrato que, mal ou bem, foi estudado para estabelecer regras adequando o trabalho ao treinamento que propõe e também à capacidade humana. Porém, qualquer serviço que oferece esse contrato o desobedece, ou seja: 1. ultrapassa em muito a carga horária estabelecida em 60 h (minha média por exemplo fica em torno de 84h/semana); 2. não tem horário estabelecido para o estudo teórico (sempre prometido para o 'ano que vem'); 3. não oferece orientação imediata adequada (médicos diaristas e plantonistas acabam sendo os principais orientadores; estes orientadores reais não são treinados e muito menos pagos para esse fim)" (R1, feminino, Anestesiologia).

O saldo positivo do treinamento

Em relação às variáveis estudadas, a resposta média dos quatro grupos, com exceção do grupo CLM, decresceu significantemente com o tempo, mostrando que as dificuldades na tarefa assistencial e os níveis de estresse durante a Residência diminuem à medida que o treinamento se desenvolve.

O grupo CLM manteve constante através do tempo a resposta média em relação a três escalas "pacientes querelantes e não aderentes", "estresse pessoal" e "estresse situacional". Além disso, o grupo CLM apresentou, durante o primeiro ano (R1), maior dificuldade que os outros grupos em relação à escala 'situações de sobrecarga social na assistência".

Houve, portanto, para a maioria dos residentes, uma diminuição do grau de dificuldade na tarefa assistencial e uma diminuição dos níveis de estresse ao longo do treinamento. Estes resultados estão de acordo com dados da literatura que indicam que os aspectos positivos do treinamento estão associados a:

- sentir-se confiante e competente em relação às responsabilidades profissionais;
- o desenvolvimento de um espírito de amizade e colaboração com os colegas;
- a sensação de ser capaz de tomar decisões quanto ao tratamento dos pacientes.

Nesse sentido vale salientar o trabalho de Blackwell e cols (1984), que enviaram pelo correio questionários para 1098 residentes do Estado de Wisconsin nos EUA. Deste total, 200 residentes (37 R1, 71 R2, 65 R3 e 27 R4) responderam. O questionário era composto por questões sobre atitudes, fatores estressantes e mecanismos adaptativos em três áreas: ambiente de trabalho, desenvolvimento do papel profissional e vida pessoal. No estudo desses autores houve uma queda no escore de estresse quanto ao tempo de Residência (R1, R2, R3, R4). O estresse se revelou menor em relação ao desenvolvimento do papel profissional, especialmente quanto a:

- lidar com problemas complexos ou ambíguos;
- o sentimento de sentir-se estressado pela responsabilidade profissional;
- uma diminuição da incerteza sobre o desejo de ser médico.

Girard e cols. (1991) demonstraram, em um estudo conduzido durante três anos, com dois grupos de 20 residentes de Medicina

Interna, que os níveis de ansiedade decrescem continuamente ao longo do tempo, sendo o início da Residência seu ponto mais alto. Nesse estudo prospectivo, os autores pesquisaram também o grau de satisfação com a decisão de ser médico, os níveis de depressão e a sensação de competência profissional. A satisfação com a decisão de ser médico, após atingir o mais baixo nível no oitavo mês de treinamento, volta a crescer e, após 35 meses, alcança níveis superiores ao do início do treinamento. A sensação de competência profissional revelou resultados idênticos, sendo também no oitavo mês o ponto mais baixo da escala de competência profissional. Os níveis de depressão atingiram seu ponto máximo em torno do oitavo mês, passando a cair até o fim do treinamento.

Em resumo, os autores concluíram que, embora o primeiro ano de Residência possa produzir depressão e disforia, os estados emocionais tendem a se normalizar durante o resto da Residência e as aquisições e progressos profissionais são expressivos.

Em nosso estudo, os residentes revelaram, em seus comentários e reflexões nas questões abertas, uma tendência a considerar a experiência do treinamento como tendo um saldo positivo, em especial ao final do segundo ano de Residência.

GRUPO CLF (Clínica –Feminino)

O grupo CLF expressou de forma mais evidente a sua satisfação. Alguns depoimentos, reproduzidos abaixo, ilustram a percepção de um saldo positivo pelas residentes do grupo CLF:

> *"Quanto à passagem R1 —> R2, no início achei muito difícil, principalmente pelo medo de assumir responsabilidades, especialmente nos plantões. Eu me achava incapaz. Mas com o tempo fui tendo experiências (boas/más), fui me identificando com outros R2 que passavam pelas mesmas situações e foi melhorando"* (R2, Pediatria).

"Foi uma boa experiência e não me arrependo de ter escolhido esta área e nem de ter feito Residência" (R2, Pediatria).
"... no fim das contas: gostei muito!" (R1, Pediatria).

"Neste segundo ano acho que estou aprendendo a deixar de ser prepotente e a ser mais prudente" (R 2, Clínica Médica)

"Eu chego ao fim do R1 achando que peguei muita 'mão' das coisas, mas minha aquisição teórica está muito aquém do esperado. Do ponto de vista pessoal, tive que recorrer a terapia para agüentar o tranco, o que no final das contas resultou em saldo altamente positivo. Se tivesse que fazer um balanço final, eu diria que foi válido" (R1, Clínica Médica).

"... adquiri um maior conhecimento, maior segurança quanto a diagnóstico, terapêutica e acho que uma capacidade de poder pensar e criticar o que se passava comigo na Residência" (R1, Psiquiatria).

"O resultado, na minha opinião, é positivo. Sinto que caminho para uma formação médica adequada" (R1, Psiquiatria).

"Aprendi um pouco, estressei bastante, ambicionei as férias como meu shangri-lá, conheci pessoas novas ótimas (algumas). Fui útil e às vezes indispensável. Quis, algumas vezes, pendurar certas pessoas de cabeça para baixo na torre da Gazeta — pelo menos para atração turística serviriam, já que o que deveriam fazer não fazem (sic). Mas, acho que soube tirar proveito de tudo e fiz com que o saldo fosse positivo" (R1, Neurologia).

GRUPO CRM (Cirurgia-Masculino)

Observa-se nos relatos do grupo CRM também o predomínio de um balanço positivo em relação ao treinamento.

"Cirurgia oftalmológica demanda muito treino, e no início é algo muito estressante, pois o paciente muitas vezes está consciente (anestesia local) e às vezes os orientadores estão sem paciência. Com o decorrer do ano esta experiência foi sendo adquirida e o stress foi diminuindo" (R2, Oftalmologia).

"O R1 foi um ano muito desgastante, física e emocionalmente, mas com o lado positivo de que você se sente um pouco mais seguro nas horas de dar o diagnóstico e tratar as doenças, cada vez mais perdendo o medo pela terapêutica incorreta" (R1, Cirurgia Geral).

"É claro que tivemos nosso aprendizado, firmando a nossa responsabilidade como médicos, garantindo maior autoconfiança" (R2, Cirurgia Geral).

"Durante este ano participei de muitas situações potencialmente estressantes; acho que me saí bem, ficando mais confiante em mim mesmo para novas situações. Digamos que perdi o medo de certas situações, sendo que isso me deixa mais tranqüilo e, portanto, mais capaz de lidar com elas" (R1, Cirurgia Geral).

"A passagem R1 —> R2 foi uma sensação de ganho de confiança e maior respeito às minhas opiniões pelos outros colegas" (R2, Otorrinolaringologia).

GRUPO CLM (Clínica-Masculino)

Os depoimentos dos residentes do grupo CLM mostram um discreto reconhecimento dos aspectos positivos do treinamento, entremeados por críticas.

"Apesar de tudo, foi um ano bom; sem dúvida poderia ser melhor" (R1, Clínica Médica).

"Foi um ano bom, acho que entendemos melhor a Residência e seus propósitos no R2; ela nos parece menos cruel" (R2, Clínica Médica).

"Apesar de a Residência ter estado aquém das minhas expectativas quanto ao aprendizado teórico e supervisão, aprendi muito com a convivência com os colegas residentes (R2 e R3) e com os pacientes. O volume e a diversidade de casos clínicos me trouxeram muita experiência prática" (R1, Clínica Médica).

"Como aprendizado vale a pena. Pena que a 'tocação de serviço' muitas vezes prejudique o atendimento adequado aos pacientes" (R2, Clínica Médica).

"Na minha experiência pessoal foi mais estimulante e menos cansativo o R2 em relação ao R1, proporcionando maior tempo para as atividades extra-curriculares ainda que em tempo insuficiente. Houve também a aquisição de maior auto-confiança e o desenvolvimento da relação com os outros colegas residentes e preceptores com a impressão de conquistar mais respeito por minhas opiniões" (R2, masculino, Clínica Médica).

"Foi, e tem sido, uma experiência importante sob o ponto de vista de maturidade profissional, mas com um ônus muito grande (sacrifício da vida particular)" (R1, Neurologia).

"Senti o R2 como um ano mais tranqüilo do que o R1. A passagem R1 —> R2 deu-me uma sensação de maior capacidade médica, transmitindo aos pacientes uma maior sensação de segurança em meu trabalho com eles" (R2, Neurologia).

GRUPO CRF (Cirurgia – Feminino)

O Grupo CRF foi o mais lacônico e econômico no reconhecimento dos aspectos positivos do treinamento.

"Ao lado de muita angústia, os momentos de conquista foram sem dúvida de maior peso" (R2, Anestesiologia).

"O R2 foi bem melhor porque a gente fica mais independente, embora fique com mais responsabilidades" (R2, Anestesiologia).

As especialidades e os especialistas: considerações sobre os grupos estudados

A pesquisa revelou algumas peculiaridades a respeito dos grupos estudados. Dois grupos em particular chamaram a atenção: o grupo **CLM** (Clínica-Masculino) e o grupo **CRF** (Cirurgia-Feminino). Houve também uma tendência de similaridade entre os grupos **CLM-CRF** e os grupos **CLF-CRM**.

Uma expressão desta tendência de aproximação entre os grupos **CLM-CRF** e **CLF-CRM** pode ser observada nos comentários e reflexões dos residentes nas questões abertas. Os grupos **CLM-CRF** tenderam a fazer depoimentos extensos com muitas críticas aos responsáveis pela Residência e se mostraram parcimoniosos no reconhecimento dos aspectos positivos do treinamento. Os grupos **CLF-CRM**, ao contrário, mostraram uma tendência a reconhecer os aspectos positivos do treinamento, aparentando estarem mais bem adaptados.

Face aos comportamentos dos grupos estudados, algumas questões suscitam interesse: 1. haveria alguma característica nos estudantes que optam por especialidades clínicas, que eventualmente pudesse justificar as particularidades encontradas? Há diferenças de personalidade entre clínicos e cirurgiões? É possível predizer, através de características psicológicas, as escolhas de especialidade que os estudantes fazem?

Segundo Mowbray (1989), da decisão de escolha de especialidade participam variáveis "intrínsecas" ou pessoais (sexo, características de personalidade, estilo de vida) e "extrínsecas" (mercado de trabalho, fatores sociais, econômicos e culturais).

Como exemplo de variável intrínseca, vale destacar o papel desempenhado pelo sexo na escolha de especialidade. Em nossa casuística, o sexo masculino teve predominância absoluta nos programas de Neurocirurgia, Ortopedia e Otorrinolaringologia, enquanto o sexo feminino foi majoritário nas especialidades de Medicina Preventiva (80,0%), Pediatria (71,4%) e Anestesiologia (66,7%).

Como exemplo de variável extrínseca, cumpre salientar o importante papel desempenhado pelo mercado de trabalho nas escolhas de especialidade. Forças de mercado têm influenciado os estudantes de Medicina na opção por especialidades que contam com procedimentos diagnósticos e terapêuticos de alta tecnologia (McCarty, 1987).

Em 1990, Pekkanen traçou um panorama da situação das especialidades médicas e os desdobramentos e repercussões desta situação na Residência Médica nos EUA, mostrando as modificações que haviam se operado nos últimos anos:

> *"Até há poucos anos, a grande maioria dos melhores estudantes de medicina se dedicava à Clínica Médica. É o campo mais científico, complexo e intelectualmente estimulante. É o coração de qualquer hospital. Os Departamentos de Clínica Médica de todo o país estavam tranqüilos: eles eram procurados por 80 % dos melhores médicos dos EUA. Agora é diferente. Muitos Departamentos de Clínica Médica estão tendo dificuldades para conseguir o número de médicos residentes de que precisam. Eles estão começando a pegar quem aparecer. Por outro lado, tem se tornado cada vez mais difícil o ingresso em programas de Residência Médica em Oftalmologia, Ortopedia, Radiologia e Anestesiologia".*

A tipificação psicológica

Em conversas informais, os médicos costumam brincar a respeito de certas características dos especialistas. Algumas brincadeiras são clássicas, como as supostas diferenças entre clínicos, cirurgiões e psiquiatras em relação ao grau de conhecimento médico e à tendência para a ação, ou a respeito das semelhanças e diferenças quanto à força física e a inteligência entre ortopedistas e ginecologistas.

Dados da literatura fornecem respaldo para alguns destes estereótipos (Casas e cols., 1986; De Paikin, 1986; Zeldon e Daugherty, 1991; Bellodi, 2001; 2004). Assim, por exemplo, têm sido confirmadas as associações entre: Radiologia e certeza no diagnóstico; Psiquiatria e valorização intelectual; Cirurgia e desenvoltura para a ação e para lidar com emergências.

Quando se fazem estudos preditivos, os tipos de personalidade que escolhem especialidades como Cirurgia Geral, Psiquiatria, Pediatria e Ginecologia e Obstetrícia são os menos sujeitos a erros. As escolhas de especialidades mais difíceis de serem previstas em estudos de perfil de personalidade de alunos de medicina são: Medicina Interna, Saúde da Família (Family Medicine) e especialidades que têm o hospital como base (Radiologia, Anestesiologia, Patologia, Medicina de Urgência e Fisiatria). Estudantes que escolhem especialidades como Diagnóstico por Imagem, Anestesiologia e Patologia têm sido descritos como menos favoráveis ao contato interpessoal e que preferem trabalhar em uma estrutura que estipula condutas relativamente fixas, revelando baixa tolerância para a ambigüidade. Casas e cols (1986) descrevem os ginecologistas e obstetras como menos agressivos que os cirurgiões, porém muito mais "complicados"; com alta vulnerabilidade emocional, sendo propensos à ansiedade nos contatos sociais; preocupados com a aparência e a estética, buscando causar boa impressão; com necessidade de se sentirem fortes e poderosos e muito dependentes da opinião dos outros; dinâmicos e infatigáveis, mas vivendo sob grande tensão; especialidades exercidas por uma grande porcentagem de mulheres, que não consideram um problema difícil o fato de ter que enfrentar situações de urgência ou ter a vida dos pacientes em suas mãos. Um outro estudo descreveu os obstetras e ginecologistas como pessoas dispostas para o trabalho, práticas, confiáveis, adaptáveis e que enfrentam os problemas, às vezes, porém, de uma forma impulsiva; com pouca participação social e controlados em suas ações (De Paikin, 1986).

Pediatras foram descritos como pessoas que têm interesse pelo social; que buscam soluções práticas e imediatas, evitando a ansiedade e os conflitos, otimistas, vigorosos, extrovertidos; que valorizam o fato de poder salvar vidas humanas e estudar profundamente os pacientes (Casas e cols., 1986). Segundo De Paikin (1986), os pediatras são pessoas que se interessam pelo social, que têm reduzida apreciação pelo cálculo e literatura, tendência a evitar conflitos e características tendendo para a euforia. Os dados deste estudo sugerem que os pediatras têm adequadas relações interpessoais, procuram a convivência, são responsáveis e obtêm satisfação no trabalho, valorizando a produtividade; buscam soluções rápidas e imediatas, são otimistas, enérgicos, sociáveis e com iniciativa.

Os clínicos e os cirurgiões

Atribui-se aos médicos clínicos um interesse e satisfação em estudar profundamente as doenças e os doentes e uma tendência para o trabalho intelectual e a pesquisa; os clínicos são mais humanistas, ou seja, preocupados com os valores humanos como liberdade, dignidade; tendem a acreditar em um sistema social que valorize a individualidade e em um modo sensível e empático de ajudar aqueles com problemas e necessidades. Encorajam em seus pacientes a autodeterminação e a liberdade de ação e escolhas, mantendo com eles uma relação menos paternalista; acreditam que o paciente deve participar das decisões médicas; enfatizam mais o cuidado do doente do que da doença e se preocupam com os fatores psicossociais do adoecer.

Os médicos que se especializam em Medicina Interna mostram preferência pelo cálculo e pela literatura, têm grande capacidade de abstração e concentração, interesse por valores humanísticos e estéticos, são propensos ao estudo e tem facilidades para as relações interpessoais, que tendem a conservar.

Em relação à caracterização psicológica de residentes de Clínica Médica, Bellodi (2001) sintetiza alguns dados disponíveis na literatura: os residentes de Clínica mostram forte necessidade de independência, autonomia e conhecimentos teóricos; são propensos ao estudo, têm grande capacidade de abstração e concentração; interessam-se por valores humanísticos e estéticos; mostram uma certa tendência à depressão; sentem-se melhores em situações não estruturadas, não rotineiras e preferem papéis não subordinados.

A despeito desta caracterização, Zeldon e Daugherty (1991) referem, no entanto, que os estudantes que escolhem Medicina Interna têm poucas características que os diferenciem dos seus colegas que optam por outras especialidades. O mesmo se aplica aos estudantes que optam por Medicina Familiar.

Os cirurgiões se constituem em um raro exemplo de consenso na literatura sobre perfis psicológicos de especialistas. Casas e cols. (1986) caracterizam os cirurgiões gerais como indivíduos: dispostos para o trabalho em grupo; com tendência a dirigir suas ações para a solução de problemas; capazes de se integrar a uma equipe de trabalho; que buscam resolver praticamente a dualidade de alternativas para não viver situações de dúvidas profissionais; que não têm propensão a abstrações profundas e preferem fatos práticos; mostramse convencionais, controlados e responsáveis.

Segundo De Paikin (1986), a Cirurgia Geral é uma especialidade eminentemente masculina e os cirurgiões, via de regra, são pessoas que querem progredir economicamente, buscam desenvolver as habilidades manuais, não se afligem com situações emergenciais e valorizam o salvar vidas humanas e alcançar resultados imediatos com os pacientes. Os cirurgiões constituem um grupo distinto e homogêneo em relação aos seguintes traços de personalidade: apresentam os maiores índices de extroversão, ajustamento, praticidade, sociabilidade, competitividade e estruturação; e os menores índices de criatividade, rebeldia e estresse.

Em relação à caracterização psicológica de residentes de Cirurgia , Bellodi (2001) assim os descreve: os residentes de Cirurgia mostram uma forte orientação à meta e à tarefa, são trabalhadores, responsáveis e empreendedores; a motivação para triunfar está associada com altos critérios de recompensa; apresentam uma maior resistência aos fatores estressantes, tendendo a perceber e avaliar as situações estressantes como desafios a serem enfrentados.

Zeldon e Daugherty (1991) referem que o aspecto mais significativo do estudo que conduziram sobre o perfil de personalidade e a escolha de especialidade foi o fato de poder predizer quais estudantes de medicina iriam escolher Cirurgia Geral como especialidade. A estimativa de escolha de especialidade foi correta em 82,4 % dos alunos que optaram por Cirurgia e em 66,4 % dos que escolheram especialidades não-cirúrgicas.

Os autores referem também que, embora utilizando metodologia distinta, encontraram uma notável semelhança dos seus resultados com as descrições de trabalhos realizados há mais de 30 anos, que por sua vez são coincidentes com as imagens estereotipadas que estudantes de medicina e o público em geral fazem dos cirurgiões.

Esta estabilidade do padrão de personalidade dos cirurgiões ao longo do tempo é um dado consensual na literatura científica. O perfil dos cirurgiões, que tem se mantido estável ao longo do tempo, corresponde à descrição clássica: "*Os cirurgiões são indivíduos altamente agressivos, severos, competitivos, dominadores e com uma forte convicção de que suas ações influenciam o curso dos eventos*".

A mulher na Medicina: os grupos CLF e CRF

A crescente presença feminina na carreira médica tem ocasionado uma mudança no perfil demográfico dos estudantes, residentes e profissionais, transformando-a em uma profissão com tendência a se tornar majoritariamente feminina. Estima-se que atualmente 35% do total de médicos em atividade no Brasil sejam mulheres. Em relação aos estudantes de medicina, estima-se que as mulheres já representem cerca de 50% (Carneiro e Gouveia, 2004).

Em 1988, Bickel registra a presença feminina no universo médico nos EUA: 37% dos candidatos ao curso de Medicina, 34% dos estudantes de Medicina e 19% dos membros do corpo docente das faculdades de Medicina eram mulheres. As razões desta mudança demográfica, nos EUA, são atribuídas ao desinteresse da população masculina branca – que representava cerca de 90% dos alunos de Medicina nas gerações anteriores – provocado pelo aumento do custo da educação médica, associado a uma diminuição da remuneração e aos riscos profissionais (processos por *malpractice*), o que levou este grupo a buscar profissões mais atraentes.

Paralelamente, uma busca ativa pela emancipação profissional das mulheres, associada ao desejo da manutenção da função reprodutora e, em tempo parcial, da função de cuidar dos filhos, tem conduzido as mulheres para carreiras assalariadas e estáveis que permitam o desempenho dos diferentes papéis, ficando em segundo plano a questão da remuneração.

Assim, a lacuna deixada pelos homens brancos americanos passou a ser substituída pela população feminina (38% dos estudantes de Medicina em 1990) e pelas minorias raciais, como por exemplo, a americano-asiática, que teve um crescimento de 133% no período 1974-1990 (Eisenberg, 1989; Relman, 1989).

Em relação às especialidades escolhidas pelas mulheres, dados de 1991 indicavam que, nos EUA as mulheres tendiam a optar por Pediatria (65% dos residentes), Ginecologia e Obstetrícia (46%) e Psiquiatria (41%). Outras especialidades que as mulheres têm escolhido incluem Medicina Interna, Patologia, Medicina Preventiva e Anestesiologia (Deangelis, 1991).

A presença feminina tem crescido também em especialidades tradicionalmente masculinas, como a Cirurgia Geral. Nos EUA, no período compreendido entre os anos de 1972 e 1986, ingressaram em programas de Residência em Cirurgia Geral, 94% de homens e 6% de mulheres (Wolfson e cols., 1991). No período compreendido entre

1982 e 1990, o número de mulheres residentes de Cirurgia Geral aumentou quase 5 vezes (Huang e Jonasson, 1991).

Algumas peculiaridades dos grupos femininos na Residência Médica têm sido discutidas na literatura. Estudos sobre a variável gênero durante a Residência têm mostrado que as mulheres têm mais problemas emocionais e que procuram serviços de saúde mental em maior proporção que os homens (Archer e cols., 1991). A literatura tem indicado que as médicas apresentam taxas elevadas de estresse, depressão e de suicídio (Blackwell e cols., 1984; Firth-Cozens, 1987; Hsu e Marshall, 1987; Hurwitz e cols., 1987; Butterfield , 1988; Firth-Cozens, 1990; Peterlini, 2000; Obara, 2000).

Firth-Cozens (1990), estudando uma amostra de 70 residentes inglesas, refere que os fatores estressantes identificados foram: o trabalho excessivo, os horários irregulares (trabalhar fora dos horários habituais) e os temores quanto a cometer erros e falhas graves no tratamento dos pacientes. Em relação aos fatores estressantes mais específicos para o sexo feminino, o principal fator, tanto em freqüência como intensidade, foi o conflito entre a carreira e a vida pessoal. O segundo fator identificado foi o nível de tensão gerado por sentimentos de rejeição e desvalorização profissional por parte dos pacientes, médicos e enfermeiras.

Blackwell e cols. (1984) constataram que as mulheres têm mais estresse que os homens quanto a:

- estar de plantão;
- lidar com emergências inesperadas;
- lidar com pacientes que duvidam da competência profissional do médico;
- irregularidade dos horários de trabalho.

Um aspecto relevante quanto às diferenças de gênero diz respeito a eventuais características que seriam peculiares ao universo psicológico feminino. Assim, por exemplo, sabe-se que 25% dos homens, ao ingressar na Residência, estimam que terão problemas e dificuldades durante o treinamento, mas somente 7% confirmam esta estimativa, enquanto que 47% das mulheres antecipam e relatam ter tido problemas e dificuldades (Adler e cols., 1980).

Há, portanto, evidências na literatura que sugerem que as mulheres podem experimentar maior estresse, mas, também, que elas revelam maior tendência a relatá-lo.

As mulheres nas especialidades clínicas – O Grupo CLF

Observou-se nesse grupo uma tendência a apresentar os menores valores médios nas escalas de avaliação de dificuldades na tarefa assistencial e de fontes de estresse, em especial no R2. Nos comentários e reflexões manifestados nas questões abertas percebe-se uma dupla tendência: de um lado, as residentes deste grupo foram em geral muito concisas em suas respostas, parecendo haver algum receio de se aprofundar nos temas ou um certo grau de evitação ou negação dos problemas e/ou dificuldades; por outro lado, o grupo expressou uma propensão a ressaltar as qualidades do treinamento, e a considerar a experiência como tendo um saldo positivo, denotando uma postura otimista.

Essa dupla tendência apareceu de forma mais evidente nos depoimentos das residentes de Pediatria. Observou-se também, nos depoimentos, um tom menos queixoso que os seus colegas homens de especialidades clínicas e um tom menos crítico que as suas colegas de especialidades cirúrgicas, aparentemente revelando um menor grau de dificuldade para se adaptar às vicissitudes do treinamento.

Alguns depoimentos expressam essas características, como por exemplo a reflexão de uma residente de Pediatria sobre a natureza protetora e tranqüilizadora da supervisão:

> *"A passagem do R1 para o R2, eu imaginei que fosse ser muito mais estressante; em nenhum momento senti que não daria 'conta do recado', talvez porque, na pior das hipóteses, você sempre tem uma retaguarda (preceptoria) mesmo que você não a solicite".*

A natureza protetora do treinamento em Pediatria é descrita em detalhes por uma residente, destacando-se em seu depoimento a forma harmônica com que, aparentemente, vivenciou as diversas fases pelas quais passou, no treinamento.

> *"Na Pediatria você sai de um R1 onde você é 'paparicado', onde não se toma nenhuma decisão sozinho, para um R2 em que você fica de plantão sozinho, assumindo inclusive crianças de alto risco no berçário. No início assusta. Todos ficamos com medo de passar do R1 para o R2, mas com o tempo criamos autoconfiança e não mais ficamos com medo de assumir condutas sozinhos. O R2 de Pediatria, sem ser pelo plantão noturno, é tranqüilo e, desde que se conte com um R1 bom, dá para levar sem intercorrências, dando às vezes tempo até para estudar".*

Outros estudos se fazem necessários, no sentido de contribuir para uma melhor caracterização do grupo **CLF**. Do nosso estudo resulta que, se por um lado, as residentes se mostraram, aparentemente, bem adaptadas ao treinamento e satisfeitas, por outro lado, foi o grupo que apresentou o maior número de desistências da Residência e de relatos sucintos e lacônicos nas questões abertas. Consideradas essas ressalvas, os dados disponíveis tendem a confirmar a noção de que as mulheres tendem a optar por algumas especialidades clínicas — a Pediatria em particular — e que a atividade clínica parece estar em consonância com algumas características psicológicas femininas como a capacidade de prover cuidados à prole e à família.

As mulheres nas especialidades cirúrgicas – O Grupo CRF

Em nosso estudo, o grupo **CRF** se revelou um grupo especial, por diversas razões. Em primeiro lugar porque, embora o número de mulheres que escolhem carreiras cirúrgicas venha crescendo, ainda é um grupo minoritário.

O comportamento do grupo **CRF,** em relação à questão Q48 ("excessivo controle por parte dos supervisores") se destacou sobremaneira. Enquanto os outros grupos apresentaram em T1, valores médios em torno de 3,00, o grupo CRF se aproximou do valor máximo da escala, com uma média de 4,67. Se considerarmos que a questão Q56 ('ter que seguir orientação propedêutica e/ou terapêutica, da qual, intimamente, discordo') também representou uma importante fonte de estresse para este grupo, há elementos sugestivos de que as relações entre os supervisores e as residentes tenham sido muito difíceis. Cumpre ressaltar que o universo cirúrgico ainda é um ambiente predominantemente masculino e que talvez isto tenha contribuído, como um fator estressante adicional, na adaptação das mulheres do grupo **CRF**, durante o R1.

Nas questões abertas houve uma clara tendência das residentes deste grupo a responder às questões utilizando, ao máximo, o espaço destinado no questionário para narrar e refletir a respeito das suas experiências.

Um exemplo ilustrativo pode ser observado no extenso depoimento de uma residente de Cirurgia Geral. A difícil administração das restrições e limitações que o treinamento impõe, as dificuldades no relacionamento residente-supervisores e as repercussões e reações pessoais a estas dificuldades foram objeto de reflexões desta residente sobre as suas experiências estressantes no primeiro ano de Residência (R1).

> *"... tentar conciliar ter bom desempenho nos estágios, vida afetiva (incluindo família, amigos, namorado) e estudo... muita burocracia e às vezes serviço de office-boy, pouco tempo até para informações gerais (como simplesmente ler um jornal), pouco tempo para nossos próprios interesses, impossível fazer com regularidade um curso de inglês ou qualquer coisa como ginástica etc.*

... na discussão desse assunto com preceptores isso é depreciado; eles dizem que é importante para o residente que seja dessa forma; associa-se a discussão do tema 'tempo livre' com 'preguiça de trabalhar'. Inclusive, numa reunião, foi dito que podíamos ter menos férias no R1, porque tínhamos férias demais para residente; e a comparação era feita com um médico X que, segundo diziam, não tirava férias há 4 anos, embora o próprio estivesse bem bronzeado.

...ou seja, não se admite mudanças na forma de pensar segundo a qual o R1 tem que sofrer e suar bastante para depois ter tempo para aprender mais.

...este ano foi pesado, trabalhoso, variando muito de estágio para estágio. Há muita insatisfação e o R1 é tratado como um secretário pelos residentes mais antigos e como um burro pelos docentes, em algumas disciplinas.

...em outras, o convívio é melhor, o trabalho é mais dividido e o 'lucro' também é mais bem distribuído.

...acho que existe em muitas disciplinas uma rigidez no pensamento de alguns superiores e os abaixo deles muitas vezes têm receio de se complicar, se tentarem mudar as coisas, e vão nos enrolando".

Se, por um lado, o grupo **CRF** revelou uma tendência a se exprimir de uma maneira emocional e detalhista (discurso catártico), demonstrou, paralelamente, capacidade reflexiva, com elaborações ricas e abrangentes sobre as experiências vividas ao longo do treinamento. Algumas dessas reflexões e considerações merecem destaque. Por exemplo, os acontecimentos vitais que podem interagir com fatores ligados à Residência são referidos na reflexão de uma residente, que faz uma associação entre esses fatores e os eventos da vida.

"A adaptação a uma vida nova, morando longe da família, sem conhecidos, morte de parente próximo, doença em família e decepção com amigos e colegas, marcaram os 2 anos." (R2, Oftalmologia).

A questão da independência e da autonomia econômica e emocional que a Residência estimula e proporciona é destacada nos comentários de uma outra residente.

"Nesses dois anos, eu acho que me tornei independente, tendo meu salário, morando fora de casa (só vou para casa nos fins de semana). Acho uma experiência boa e gratificante ter que partilhar com amigas um mesmo quarto, aprender a respeitar uma colega dentro de um mesmo espaço físico, ter que fazer minhas coisas (arrumar, cozinhar) sozinha, pois desde o R1 estou na moradia feminina" (R2, Cirurgia Geral).

A característica de expressão através de discursos catárticos e reflexivos — de forma simultânea — manifestada pelo grupo **CRF**, pode ser observada no depoimento de duas residentes de Anestesiologia que fizeram algumas elaboradas observações sobre as experiências vividas ao longo do treinamento. No depoimento de uma delas, um amplo conjunto de temas e questões foram abordados, como por exemplo, o problema relativo às dificuldades de inserção da mulher nas especialidades cirúrgicas.

"Muitos pacientes não confiam em médicas e muitos médicos ainda acham residentes/homens de mais valia, ou mais resistentes."

As experiências vinculadas a sensações e sentimentos de medo, frustração e impotência foram descritas de uma forma que revela sensibilidade, capacidade de síntese e de integração de percepções e uma elaborada construção de raciocínios a partir de vivências:

"... no momento da intubação traqueal, a vida do paciente, que está desprovido de seus mecanismos de defesa, é posta em risco numa questão de segundos e está na dependência direta da habilidade técnica e experiência do médico. É uma situação que evoca a questão da onipotência – a responsabilidade de não possuí-la – e a habilidade de encarar a frustração."

Em outra parte do depoimento, a questão da carga de trabalho, as dificuldades na relação com os preceptores e as reações psicológicas a estas situações foram relatadas.

"... a carga horária abusiva e a inacessibilidade da preceptoria foram fatores que me tornaram mais suscetível a críticas e também mais amarga. Tive muitas vezes presente a sensação de desrespeito à individualidade e aos limites de desgaste físico e emocional."

Através de um discurso algo desorganizado, um extenso volume de experiências vivenciadas durante o primeiro ano de Residência é relatado:

"... do R1 é exigida maior habilidade técnica, maior conhecimento teórico; por vezes, é cobrada autonomia e, por vezes, esta é duramente criticada; há um aumento da responsabilidade, enfim, em termos de dedicação, em específico a carga horária, é exigido a mesma, senão maior disponibilidade, sendo que, para cumprir as expectativas do serviço, o indivíduo teria de ser uma criatura com poderes sobre-humanos. A disciplina é megalomaníaca em relação às expectativas que tem em relação aos residentes, pois superestima sua capacidade de oferta."

Ao final do R2, ao lado das críticas, uma apurada elaboração sintetiza as experiências emocionais vividas no treinamento:

"... em termos de conhecimento profissional e crescimento científico e intelectual, a Residência Médica está aquém das expectativas; em termos de experiência de vida, é avassaladora, geradora de

angústias e depressão, embora conte muitos pontos em termos de amadurecimento. É a transição entre a tutela e a independência, que poderia se dar de modo mais humano."

Todas essas características do grupo **CRF** configuram um comportamento extremamente rico e complexo; tornam-se necessários outros estudos, com amostras maiores, para esclarecer alguns pontos e eventualmente caracterizar melhor este singular, minoritário e instigante grupo das cirurgiãs.

Os homens nas especialidades clínicas – O Grupo CLM

Cumpre relembrar que o grupo **CLM** revelou um padrão de comportamento distinto da regra geral, tendo mostrado várias diferenças em relação aos demais grupos, conforme descrito anteriormente.

Levando-se em conta que o sub-grupo Clínica Médica (7 residentes) representou quase 40% do grupo CLM, algumas considerações sobre esse sub-grupo (residentes do sexo masculino de Clínica Médica) merecem ser desenvolvidas.

Em termos quantitativos, os residentes de Clínica Médica são responsáveis pela maior parte dos atendimentos de pacientes adultos em Pronto-Socorro. Como conseqüência, são os médicos que prestam assistência imediata e inicial a pacientes muito difíceis, como por exemplo, alcoólatras, usuários de drogas, intoxicações exógenas por tentativas de suicídio, pacientes poliqueixosos, rebeldes, não aderentes, querelantes, hostis e reivindicadores. Além dessa carga assistencial, outros fatores específicos dos residentes de Clínica Médica desempenharam um papel importante no estresse experimentado pelos residentes deste grupo durante o treinamento.

Na época em que foi realizada a pesquisa no Programa de Residência em Clínica Médica na Escola Paulista de Medicina, a escolha de especialidade no R2 dependia da existência de vagas nas Disciplinas e esta opção dependia de uma avaliação dos residentes. A avaliação dos residentes era feita pelos preceptores nos diversos estágios, durante o R1. Esta peculiaridade impunha aos residentes de Clínica Médica um importante estado de tensão ligado tanto à decisão de escolher uma especialidade como a participar de um processo seletivo que transcorria ao longo do R1. Assim, ao contrário dos residentes de Pediatria, Psiquiatria, Neurologia e Medicina Preventiva, que ingressavam diretamente nas especialidades, os residentes de Clínica Médica viviam uma sobrecarga adicional durante o R1.

Firth-Cozens (1987) refere que os residentes de hospitais universitários ingleses revelam maiores níveis de estresse que residentes de hospitais não-universitários e atribui este fato tanto ao ambiente mais competitivo como às altas expectativas dos residentes em relação a si mesmos.

O caráter estressante desta situação — a escolha de especialidade e a competição decorrente da disputa por vagas nas especialidades mais concorridas — foi explicitado no relato de um residente de Clínica Médica:

> *"[muito estressante]... a indecisão quanto a escolha da especialidade no R2, que é baseada numa classificação colocando os R1 em um sistema de competição sem se saber quais são as regras do jogo. Como sempre, injustiças foram cometidas. Em particular para os R1 de Clínica Médica, esse sistema de escolha é um dos fatores mais estressantes da Residência."*

Um outro fator específico aos residentes de Clínica Médica da Escola Paulista de Medicina diz respeito ao fato de que tradicionalmente esta escola médica se destacou no cenário nacional como uma escola clínica. Assim, a Residência Médica vinculada ao Departamento de Medicina sempre foi a mais procurada pelos alunos da EPM, havendo uma acirrada disputa entre os recém-formados por uma vaga de residente. Esta disputa entre os melhores alunos da classe se tornava particularmente importante ao final do R1, quando as vagas em certas especialidades como, por exemplo, Nefrologia, Pneumologia e Cardiologia eram avidamente disputadas.

Essa característica da Residência Médica em Clínica Médica da Escola Paulista de Medicina, que perdurou durante muitos anos, começou a se modificar na época em que foi realizada a pesquisa, acompanhando um fenômeno que vinha ocorrendo em relação à especialização em Medicina: a crescente escolha dos estudantes de Medicina por especialidades ligadas a procedimentos técnicos de avançada tecnologia, em lugar de especialidades de Medicina Interna (McCarty,1987).

Alguns autores sugerem que essa tendência de afastamento da Medicina Interna possa estar ligada tanto às insatisfações com a carreira profissional em Clínica Médica como também devido às insatisfações dos residentes com os programas de treinamento da Residência Médica em Medicina Interna (Aach, 1988; McCall, 1988; Colford e Mcphee, 1989).

O declínio do interesse dos alunos da EPM pelas tradicionais e até então valorizadas especialidades clínicas foi internamente acompanhado por uma outra mudança que ocorria à época: o aumento do prestígio de certas especialidades clínicas, como Moléstias Infecciosas em detrimento das especialidades clássicas (Nefrologia, Pneumologia, Cardiologia).

Essas transformações na Medicina e, em particular, na instituição, provocaram também uma mudança na população de residentes de Clínica Médica. Foi possível identificar uma tendência de, gradativamente, as vagas de Clínica Médica passarem a ser preenchidas por um maior número de mulheres e, no caso de serem preenchidas por homens, eram por alunos de outras escolas médicas; os alunos do sexo masculino da EPM passaram a se inclinar por outras especialidades, como por exemplo, Oftalmologia, Otorrinolaringologia, Ortopedia e Radiologia.

Vale, portanto, assinalar que o grupo de residentes de Clínica Médica estudado nesta pesquisa foi o último grupo de residentes em que a maioria havia cursado a Escola Paulista de Medicina. Dos 21 residentes de Clínica Médica — 13 homens e 8 mulheres — 76% (16 residentes) tinham sido alunos da EPM. Dados de anos posteriores mostram que dos 30 residentes que ingressaram no Programa de Clínica Médica da EPM – 18 homens e 12 mulheres – somente 4 residentes (13,3%) haviam se formado na EPM.

É difícil avaliar o impacto dessas transformações sobre os residentes de Clínica Médica que foram estudados, em especial, com respeito ao relacionamento entre os professores e preceptores com os residentes, nesta nova ordem institucional.

O fato é que o sub-grupo Clínica Médica apresentou características que merecem ser ressaltadas. A principal delas é que há evidências que este grupo experimentou certas condições especiais devido a vários fatores, tais como:

- a sobrecarga assistencial;
- a competição no R1 pela escolha de especialidade;
- o fato de ser um grupo pertencente a um período de transição histórica em termos das modificações que ocorreram na Medicina em geral e na Escola Paulista de Medicina em particular (perda de prestígio da Clínica Médica).

Homens e mulheres estiveram submetidos a essas condições. Somente duas residentes de Clínica Médica completaram o estudo e não se mostraram muito críticas em relação ao treinamento. Os sete residentes homens, ao contrário, se revelaram extremamente críticos. Nas questões abertas, foi possível identificar uma tendência básica dos residentes (homens) de se queixarem amargamente do treinamento.

As queixas foram generalizadas, envolvendo as condições de trabalho, os pacientes e seus familiares, os professores, enfermeiros, funcionários e, em particular, o hospital. Aparecem nos depoimentos questões ligadas às vicissitudes do trabalho clínico, à sobrecarga social na tarefa assistencial, à falta de aderência dos pacientes ao tratamento e aos sentimentos de impotência, frustração e raiva despertados por essas situações.

Nos depoimentos, predominam sentimentos carregados de amargura. Alguns exemplos retratam o sofrimento associado às vivências de frustração e impotência vividas no dia-a- dia do treinamento:

> *"... uma das primeiras doentes a quem prestei assistência como residente foi particularmente difícil de lidar. Tratava-se de uma adolescente, drogadicta, pobre, com endocardite bacteriana, insuficiência renal e portadora de HIV."*

> *"... para mim uma situação particularmente difícil foi a da questão não-médica. Frequentemente nos são colocadas questões que fogem da esfera médica. Muitas vezes, em plantões de PS, fomos obrigados a desempenhar função de assistente social, psicólogo, amigo, juiz, quando a nossa inteira disponibilidade é estar ali para atendimento médico."*

> *"... foi muito difícil o relacionamento com um paciente jovem (14 anos) que já havia passado por várias cirurgias, sem atenuar o seu problema. Era um paciente extremamente inteligente e alegre; a sensação de impotência foi muito grande, fazendo com que a minha frustração, como médico, aumentasse assustadoramente."*

> *"... senti muita dificuldade com alcoólatras, principalmente aqueles que são trazidos pela polícia para 'pernoitar' no hospital."*

> *"... tive dificuldades com pacientes alcoólatras, chegando a sentir raiva e sensação de perda de tempo, com estes doentes."*

> *"... as maiores dificuldades foram com aqueles pacientes que vêm em consulta no PS com o propósito de serem internados; após ouvir as suas queixas sobre a doença e examiná-los e não achando patologias que justifiquem a internação, esses pacientes começam*

a 'inventar' novas queixas com a intenção de alcançarem seu propósito."

"... outros tipos de pacientes são aqueles que não tomam a medicação prescrita alegando falta de recursos financeiros, porém, essa mesma falta de recursos inexiste para sustentar o vício (como o cigarro, por exemplo)."

"... o pior é a família que não cuida do paciente, que não vai buscá-lo quando este está de alta ou quando não o trata bem, trazendo o em péssimas condições ao PS."

Nas avaliações sobre o treinamento, foram destacados os aspectos negativos, tanto em relação às experiências como R1, ao rodiziarem nas diferentes disciplinas do Departamento de Medicina, como no R2, quando já estavam nas especialidades. Nos depoimentos a seguir reproduzidos, os residentes expressam seus sentimentos em relação às experiências vividas em diferentes tempos do treinamento.

As experiências como R1 do Grupo CLM

"Como clínico, tenho vivenciado muitas experiências que me têm estressado. Não me lembro de nenhuma especial. O que força mesmo a barra é o conjunto de condições, a maioria delas desfavoráveis o que pinta um quadro muito amargo."

"O R1 é muitas vezes usado apenas como mão de obra, por um simples problema de hierarquia. Muitos supervisores não estão capacitados para tal cargo."

"O mais duro e difícil no R1 é a excessiva carga horária de trabalho com poucas oportunidades para recuperação do desgaste físico-emocional, aliada à má remuneração e à falta de infra-estrutura dentro do hospital para fornecer ao médico um pouco mais de conforto e instalações para o trabalho."

As experiências como R2 do Grupo CLM

"Além do grande número de plantões no PS, na minha especialidade também temos um grande número de plantões na enfermaria, onde existem 2 leitos de UTI, às vezes com pacientes muito graves. Devido a essa grande quantidade de plantões, muitas vezes somos obrigados a 'acoplar' os plantões, ou seja, estar no PS e na enfermaria ao mesmo tempo, e isso é necessário se não quisermos dar plantão dia-sim, dia-não. Porém o stress de 'acoplar' é tão grande, que no dia seguinte não temos mais cabeça nem para saber quem somos."

"O mais duro e difícil no R2 é a permanência na especialidade. No R1 os conflitos se diluíam nas trocas de estágio. Era forçado a encarar uma nova situação a partir da estaca zero a cada mês. Enfim no R1 navegar era preciso. No R2 os conflitos, a carga de trabalho, a assistência; o relacionamento com o pessoal da disciplina torna-se permanente. Sorte que dura só um ano."

"A passagem R1/R2 no início eu achei boa, pensando que iria diminuir minha carga horária e teria mais tempo para estudo e aprendizado. Decepção. Minha carga no mínimo ficou igual, porém as responsabilidades dobraram e o aprendizado reduziu. Decepcionei-me muito com a disciplina devido ao grande descaso com os residentes e a excessiva preocupação com a pós-graduação e a pesquisa."

"Estou contente com a especialidade que escolhi; infelizmente, as desvantagens do ambiente acadêmico começam a aparecer na medida em que você avança em sua especialidade. Começa a tomar contato com a deslealdade e as brigas passadas, que se perpetuam, e as novas que ocorrem. Por vezes você é quase que obrigado a tomar partido de certas pessoas só por andar a maior parte do tempo com elas. Por exemplo, na minha especialidade existem vários sub grupos e se você anda mais com um deles, os outros iniciam um processo de rejeição e ataque a você por brigas que já existiam nestes grupos previamente à sua entrada."

Alguns balanços finais do Grupo CLM...

"Residência é uma dessas coisas irracionais que a gente faz umas poucas vezes na vida e depois que passa fica imaginando como foi capaz de ter feito."

"Só tenho um comentário a fazer: não existe uma verdadeira Residência Médica, em todos os setores, no HSP-EPM; o que existe é uma exploração de médicos recém-formados, iludindo-os com um aperfeiçoamento profissional que a Escola não é capaz de dar. A única coisa que existe é uma preocupação com o lucro e com a pesquisa; o PS é o melhor exemplo disso, onde os residentes têm que atender um número elevadíssimo de pacientes e dar assistência (sala de observação) a outro grande número de pacientes, deixando então de ter seu aprendizado e dando uma péssima qualidade de atendimento."

"Considero um amadurecimento conseguido graças a uma convivência com a adversidade e, por ser assim, é uma experiência muito angustiante; acaba trazendo crescimento, mas às custas de muito sofrimento. No meu entender, já deu o que tinha que dar. Pretendo continuar crescendo como médico, não fazendo o que eu fiz na Residência".

Uma hipótese para este grau de insatisfação dos residentes homens de Clínica Médica aponta para uma equação multifatorial cuja dinâmica poderia ser assim formulada:

Um grupo de residentes com certas características de personalidade (provavelmente com altas expectativas pessoais e profissionais), submetido às pressões da carga assistencial, agravadas pelas insatisfações ligadas às vicissitudes da carreira profissional e amplificadas em função de fenômenos intrínsecos às disciplinas clínicas (perda de prestigio das especialidades clínicas tradicionais) não recebe a atenção e os cuidados necessários (vivências de abandono) de um corpo docente também em crise.

Dito de outra forma: é possível que as queixas, reclamações e reivindicações de residentes desgastados tenham caído em ouvidos também desgastados e eventualmente desorganizados com os novos rumos da Medicina. Ou seja, um grupo em crise (professores e preceptores de Clinica Médica) com dificuldade para ouvir e poder ajudar um outro grupo em crise (os residentes de Clinica Médica). Em uma metáfora familiar, pais em crise não têm energia psíquica para investir na criação e nos cuidados aos filhos.

Ao pesquisarmos na literatura a respeito de eventuais particularidades de residentes do sexo masculino e de especialidades clínicas, encontramos um interessante trabalho sobre residentes de Medicina Interna. Singer e Zumoff (1992), ao utilizarem residentes de Medicina Interna como um grupo controle para outros estudos encontraram uma diminuição estatisticamente significante dos níveis séricos de testosterona nos residentes, em comparação com funcionários do hospital. Como os residentes eram saudáveis, os pesquisadores decidiram entrevistá-los para tentar descobrir possíveis causas para este estado de hipogonadismo, não tendo sido detectado qualquer fator nutricional, tóxico ou de técnica de coleta de material e mensuração do exame que pudesse justificar os baixos níveis de testosterona nos residentes.

Na discussão dos seus inesperados resultados, os autores levantam hipóteses que associam a diminuição da testosterona com o estresse e a privação do sono. Para tanto, referem a existência de trabalhos demonstrando a associação entre a supressão da produção dos esteróides gonadais e situações muito estressantes como cirurgias e infarto de miocárdio. Há também, segundo esses autores, trabalhos referindo que a privação do sono, assim como períodos de severo estresse psicológico, provocam uma diminuição dos níveis séricos de testosterona.

Ao final do trabalho, os autores fazem algumas considerações acerca destas questões:

> *"O grau de diminuição dos níveis séricos de testosterona neste grupo de residentes foi marcante e inesperado. Como os residentes não tinham qualquer outra causa que justificasse este hipogonadismo, é provável que tanto o estresse psicológico como a privação do sono contribuam para estes significantes níveis subnormais de testosterona (...) os níveis de testosterona encontrados podem contribuir para uma inadequação sexual que por sua vez conduz a uma perda da auto-estima e auto-confiança com o surgimento de sintomas depressivos".*

Esse trabalho aponta para um eventual campo de pesquisa sobre as características de personalidade, resposta ao estresse e produção de testosterona entre residentes do sexo masculino de diferentes especialidades médicas com a possibilidade de detecção de grupos de risco em relação a dificuldades adaptativas e distúrbios emocionais durante a Residência Médica.

Os homens nas especialidades cirúrgicas – O grupo CRM

O grupo **CRM** revelou um comportamento com tendência de aproximação ao comportamento do grupo **CLF.** Esta característica se revelou mais evidente no segundo ano de Residência, em relação a algumas questões sobre fontes de estresse. Uma outra expressão desta tendência de aproximação entre os grupos **CRM** e **CLF** pode ser observada nos comentários e reflexões dos residentes. Os grupos **CLF** e **CRM** se mostraram aparentemente mais adaptados, com propensão a reconhecer as qualidades do treinamento.

Há, no entanto, uma diferença importante nos depoimentos dos grupos **CRM** e **CLF**. Os residentes de especialidades cirúrgicas tenderam a fazer depoimentos mais extensos, com observações e comentários mais críticos e mais transparentes.

Há respaldo na literatura em relação a uma melhor adaptação dos cirurgiões aos rigores do treinamento. Em um estudo conduzido por Blackwell e cols.(1984), os residentes de Cirurgia Geral relataram menor grau de estresse quanto a lidar com problemas complexos e emergências inesperadas e plantões e horários irregulares. Neste estudo,os residentes de Cirurgia tendiam a endossar e aceitar a asserção: *hard work is a part of training*. Segundo os autores, os residentes de Cirurgia tendem a compartilhar seus problemas com os responsáveis pelos programas de Residência e a procurar aconselhamento de maneira mais freqüente que os residentes de Clínica. De uma maneira geral, os resultados sugerem que os residentes de Cirurgia se adaptam mais rapidamente às características de suas tarefas e aos estresses relativos ao seu papel profissional. Com o passar do tempo, os residentes de Cirurgia sacrificam mais o seu tempo para a família, mas revelam uma crescente tendência a buscar apoio social no interior dos programas de Residência.

Há evidências na literatura de que os residentes de Cirurgia sejam mais resistentes aos fatores estressantes do treinamento (Bunch e cols., 1992) e que os estudantes que pretendem seguir especialidades cirúrgicas tendem a considerar o estresse como um bom estímulo para o desenvolvimento (Linn e Zeppa, 1984).

Uma outra hipótese, aventada para explicar esta diferença entre as especialidades clínicas e cirúrgicas durante a Residência, sugere que os residentes de especialidades cirúrgicas lidam melhor com o estresse do treinamento em função da atividade cirúrgica ser eminentemente grupal. Uma equipe de cirurgia necessita da colaboração dos seus membros para poder executar sua tarefa, contribuindo para o sentimento de pertencer a um grupo, fator que tem se revelado um importante recurso de suporte social (Bunch e cols.,1992).

Pekkanen (1990), jornalista que escreveu um livro sobre a vida dos médicos, baseado em entrevistas que fez com médicos de várias especialidades, refere que os cirurgiões que entrevistou – que habitualmente se orgulham de serem homens e mulheres de ação – foram os que mais falaram nas entrevistas, demonstrando muita franqueza.

Refere o autor que, a despeito de muitos dos seus colegas médicos não considerarem os cirurgiões como pessoas muito reflexivas, a maioria dos cirurgiões entrevistados não só falava de uma forma muito racional, como desejava também revelar suas angústias particulares, mostrando-se muito similares aos psiquiatras, que foram muito francos ao falar sobre suas vidas.

Alguns depoimentos de residentes do grupo **CRM** do nosso estudo confirmam essas características acima referidas. Um discurso franco, direto, transparente e às vezes extremamente preciso aparece em vários depoimentos.

Um residente de Cirurgia Geral expressa, de uma forma sintética e precisa, as dificuldades em lidar com a questão das "comunicações dolorosas":

> *"... acho que a maior dificuldade que senti durante minha experiência como R1 foi, ao tratar com paciente, sobre a informação de que o mesmo era portador de doença com prognóstico fechado, sem chance de cura. Situações desse tipo foram bastante freqüentes e a avaliação do melhor momento e a melhor maneira de colocar o problema para o paciente sempre foram bastante difíceis, e nem sempre tiveram um desfecho que me satisfizesse."*

Um outro residente de Cirurgia Geral fala com franqueza das dificuldades ligadas à tarefa assistencial, personalizando o discurso e expressando de forma clara suas vivências nas relações assistenciais:

> *"... tive dificuldade com pacientes rebeldes ao tratamento, os chamados 'tigres', que logo após estarem de alta após uma H.D.A., depois de uma semana, voltam com sangramento novamente ou porque não tomam a medicação ou porque voltam a beber etc. (...) há uma certa frustração de minha parte de me empenhar para depois o paciente não corresponder."*

Um residente de Neurocirurgia faz jus à imagem que habitualmente se tem dos especialistas nessa área, ao descrever com precisão e de uma forma didática um conjunto de percepções que teve ao longo do treinamento. Assim, ao final do R1, este residente arrolou as principais situações que percebeu como estressantes:

> *"1. tomar condutas médicas de orientação superior da qual discordo; 2. comunicar morte a familiares, principalmente se o paciente é jovem; 3. receber as queixas de familiares por falta de estrutura hospitalar nos casos em que tal deficiência produz sério prejuízo à saúde do doente."*

Algumas reflexões deste residente, ao final do R2, merecem ser destacadas pela aguda percepção e pela capacidade elaborativa e de síntese das experiências vividas. Independentemente do teor das reflexões, concordemos ou não com as conclusões manifestadas, é difícil deixar de reconhecer e admirar a forma franca e transparente de se expressar:

- *"A Residência médica não é algo tão importante na vida do médico como se acredita antes de nela ingressar."*
- *"Conhecendo-se melhor profissionais mais velhos (professores, pós-graduandos) notamos que a maioria não é tão competente quanto se imagina."*
- *"Muitas condutas médicas são tomadas para se livrar logo do paciente."*
- *"Poucos professores (raríssimos) têm algum interesse em ensinar."*
- *"Muitos médicos, principalmente após 3 ou 4 anos de profissão, confessam que estão arrependidos da escolha profissional."*

Um residente de Ginecologia utilizou o espaço do questionário destinado para comentários e sugestões, fazendo um pungente apelo dirigido aos supervisores, clamando por mudanças:

> *"... custo a acreditar que algo vai mudar em função de nossa opinião como residentes e isso não é uma postura comodista. Talvez eu custe a acreditar, mas ao mesmo tempo queira muito que algumas coisas mudem. Em parte usei estas folhas para escrever coisas que certamente não poderia ter falado com algum orientador, mas também é verdade que tentei ser sincero na esperança da mudança. Como sugestão gostaria de deixar que os orientadores perguntassem, ou melhor, que ouvissem nossas opiniões antes de impor certas normas; mas que ouvissem de verdade."*

Um outro residente de Ginecologia salienta as angústias ligadas às incertezas do exercício profissional e à escolha de especialidade e de profissão:

> *"Para mim, o mais traumático, como R2, foi conviver com as minhas incertezas sobre vários aspectos da profissão, inclusive no que se refere à escolha de especialidade e até mesmo questionando a opção pela Medicina."*

Ao contrário do grupo **CLF**, que nos depoimentos aparenta minimizar algumas das dificuldades do treinamento, em nosso estudo, os residentes homens de especialidades cirúrgicas mostraram ser pessoas francas, diretas, pragmáticas e realistas, o que talvez seja um fator que colabore no processo de adaptação ao estresse do treinamento na Residência Médica.

Capítulo V

Cuidando do cuidador na residência médica

A literatura é pródiga em trabalhos envolvendo propostas de medidas para aperfeiçoar a Residência Médica (Siegel e Donnely, 1978; Tokarz e cols, 1979; Borestein e Cook, 1982 ; Pfifferling, 1983; Kutcher, 1984; Reuben, 1984, Borestein, 1985; Blackwell, 1986; Levin 1988; Aach e cols, 1988; Reinhardt e cols , 1988 ; Colford e Mcphee, 1989; McCue e Sachs, 1991; Levey, 2001; Volich , 2001; Collier, 2002; Broquet e Rockey, 2004; Pitt e cols, 2004).

A importância das questões referentes ao estresse na Residência Médica e a necessidade de se aprimorar este excelente sistema de capacitação profissional fazem com que medidas profiláticas devam ser implementadas em todos os Programas de Residência Médica. Estas medidas podem ser divididas em duas categorias: **institucionais** e **individuais.**

As medidas institucionais se referem ao âmbito de atuação das Comissões de Residência Médica. Estes órgãos colegiados são responsáveis pela qualidade do treinamento e para que possam exercer a sua função é preciso que sejam fortalecidos e prestigiados. A participação dos residentes, devidamente regulamentada por meio de representação prevista nos estatutos das Comissões de Residência Médica, deve ser incentivada, sendo uma das formas de fortalecê-las.

As medidas de ordem pessoal se referem à conscientização dos residentes sobre as vicissitudes do treinamento, os cuidados que devem ter quanto aos riscos a que estão expostos e as mudanças de comportamento necessárias para poder aproveitar o treinamento com preservação da saúde física e mental.

A seguir são arroladas algumas medidas institucionais que podem e devem ser implementadas pelas COREMEs:

- Programas de Recepção aos novos R1 (palestras, cursos, material informativo);
- garantir supervisão diuturna, principalmente para os R1;
- extinção do regime de 36 horas contínuas de trabalho
- instituir a folga pós-plantão;

- adequar o número de residentes à carga assistencial;
- valorização da preceptoria / incentivar a criação de Programas de Tutoria;
- promover fóruns internos anuais com a participação dos residentes para avaliação dos PRMs ofertados pela instituição;
- prover suporte de corpo auxiliar e equipamentos (enfermagem, laboratório, diagnóstico por imagem);
- programas de atenção à saúde e qualidade de vida dos residentes .

Programas de recepção aos novos R1

Os Programas de Recepção aos novos R1 representam um momento privilegiado para acolher os novos residentes, introduzi-los na instituição, prover suporte emocional e conscientizá-los sobre o novo mundo que se descortinará a partir deste momento. É o momento mais adequado para informá-los sobre seus direitos e deveres. É também o momento ideal para cuidar das principais angústias e dos medos e receios que o jovem neófito está vivendo. Assim, por exemplo, considerando-se que o medo de errar e o medo de ser processado são alguns dos principais temores vividos pelos jovens médicos, oferecer reciclagem em urgências e emergências para todos os novos R1, independentemente da especialidade, é uma forma de cuidar dessas angústias e uma medida de atenção primária e de promoção de saúde; da mesma forma, orientá-los sobre a importância do preenchimento do prontuário médico e informá-los sobre suas responsabilidades e direitos ético-legais é medida de promoção de saúde e de prevenção de erros ético-profissionais.

Como sugestão para a elaboração de Programas de Recepção aos novos R1, apresento a seguir um modelo de Programa que tem sido realizado na Universidade Federal de São Paulo desde 1996. O

Programa de Recepção aos novos R1 ao longo desses anos tem apresentado algumas variações porém a estrutura básica tem sido mantida. O Programa contém as seguintes atividades:

- **Apresentação Institucional:** Apresentação dos órgãos diretivos da instituição (Reitoria, Pró-Reitorias, Organização Administrativa da UNIFESP, do Hospital São Paulo e dos Hospitais Associados, Comissão de Residência Médica (COREME), Associação dos Médicos Residentes (AMEREPAM) e Núcleo de Assistência e Pesquisa em Residência Médica (NAPREME);
- **Palestras e Conferências**: "Regimento Interno do Corpo Clínico"; "Importância do Prontuário Médico"; "Direitos do Consumidor, Código Civil e Penal. Responsabilidade Civil e Criminal dos Atos Médicos"; "Ética Médica e os processos ético-profissionais"; "Residência Médica: Estresse e Crescimento".
- **Cursos e Seminários em pequenos grupos (30 residentes)**: treinamento em atendimento de pacientes com parada cardíaca e pacientes politraumatizados; seminários de discussão sobre o estresse do treinamento;
- **Julgamento Simulado:** reprodução de um julgamento de um processo ético-profissional. No Julgamento Simulado, o público participa como se fosse a plenária de julgamento do Conselho Regional de Medicina (uma espécie de corpo do júri). Como o público é composto de residentes, recomenda-se que sejam escolhidos processos que envolvam residentes e/ou hospitais de ensino.

Garantia de supervisão diuturna

Os Programas de Residência Médica devem dedicar uma cuidadosa atenção aos residentes em geral. Essa atenção deve ser redobrada para os R1, ou seja, os PRMs devem prover suporte emocional para que os R1 possam lidar com as inseguranças, temores e ansiedades que enfrentarão ao longo do primeiro ano de Residência. Nesse contexto, suporte emocional, se refere à oferta de supervisão diuturna em um ambiente acolhedor.

Garantir ao R1 supervisão diuturna — além de ser uma das melhores formas de ensino e aprendizagem — é uma medida de atenção primária em termos de prevenção de disfunções profissionais nos residentes, de proteção aos pacientes, de prevenção do erro médico e do aperfeiçoamento da qualidade da assistência.

Realizada em um ambiente acolhedor, a supervisão proporciona ao residente além do aprendizado técnico específico da especialidade, um modelo de identificação que pode contribuir de forma decisiva para o processo de construção da sua identidade profissional.

Extinção do regime de 36 horas contínuas de trabalho

O plantão de 36 horas de trabalho por 12 horas de descanso é um aspecto intrigante que tem surpreendido os estudiosos de Medicina do Trabalho e de Saúde Ocupacional. Vale assinalar que este regime de trabalho só ocorre na profissão médica (o mais freqüente em outras profissões que trabalham em regime de plantões é o sistema 12 x 36 horas, ou seja, o inverso!); é interessante notar que este fenômeno ocorre em diferentes países com diferentes culturas e com diferentes sistemas de saúde. Ou seja, é obra de médicos! Embora ainda existente em alguns Programas de Residência Médica e na prática médica, parece, felizmente, estar em processo de extinção.

Dois aspectos têm sido habitualmente levantados para justificar a manutenção desse regime de trabalho de 36x12 horas: o fator econômico e as vantagens da continuidade da assistência aos pacientes. Além dessas justificativas, uma outra razão de natureza sóciopsicológica merece ser considerada. Ela envolve a questão da pressão exercida pela sociedade em relação aos médicos e à medicina. Há uma expectativa social idealizada em relação à profissão médica. Pesa sobre homens e mulheres médicas talvez a mais significativa carga de expectativas sociais. O último reduto protetor da vida é o hospital e, no seu interior, os médicos representam a última instância, a derradeira esperança.

Esta alta expectativa social se expressa através da organização e funcionamento das instituições de saúde. Essas instituições, via de regra, oferecem aos profissionais da saúde baixos salários, insalubridade ambiental e equipamentos deteriorados, ou seja, manifestam uma expectativa de que estes profissionais sejam pessoas despojadas de necessidades humanas.

Assim, uma outra explicação plausível para a manutenção desse inusitado regime de 36x12 horas de trabalho deve ser buscada na existência de expectativas irracionais que permeiam as relações entre a sociedade e a Medicina e as relações entre os próprios médicos. Um acordo não claramente explicitado entre a sociedade, as instituições de saúde e os responsáveis pela educação e formação dos médicos parece estar na base que suporta a manutenção deste regime de trabalho. E os residentes tendem a participar e perpetuar esse acordo. Trata-se de uma espécie de contrato onipotente entre as partes, que obviamente tende ao fracasso, na medida em que se choca com as limitações inerentes à condição humana.

É importante que tanto os responsáveis pelos PRMs como os residentes possam reconhecer e aceitar as limitações humanas a que estão sujeitos, para que haja mudanças na forma como os residentes são treinados. Vale assinalar que essas modificações devem ocorrer em parceria com a sociedade que é a beneficiária maior graças a uma melhoria da qualidade assistencial. Residentes bem treinados tecnicamente, bem alimentados e descansados e bem dispostos estarão mais bem preparados para oferecer um atendimento melhor à população.

Instituição da folga pós-plantão

Na mesma linha do que foi discutido anteriormente deve-se, na medida do possível, se implementar um sistema de folga pós-plantão. O que se preconiza é que o residente tenha algumas horas de folga em especial após plantões de 24 horas em unidades de saúde particularmente estressantes, seja devido ao volume de atendimento ou do tipo de pacientes e/ou situações clínicas. Vale assinalar que estas modificações envolvem problemas operacionais por vezes difíceis de serem administrados, bem como resistências culturais a mudanças tanto por parte dos supervisores de PRMs como dos próprios residentes.

Adequação do número de residentes à carga assistencial

A sobrecarga assistencial está associada tanto ao número de pacientes quanto ao tipo de pacientes. Considerando-se a questão do volume de pacientes, os coordenadores de Programas de RM devem planejar os estágios distribuindo os residentes de acordo com a demanda de pacientes que o serviço pode atender. Esta questão é particularmente relevante em Programas de Residência Médica das áreas de especialidades clínicas que habitualmente respondem pelo maior contingente de pacientes atendidos em serviços de saúde. Assim, os PRMs devem assegurar aos seus residentes, em especial nos estágios em serviços de emergência, além da mais estrita supervisão diuturna, uma adequada relação residente/número de pacientes atendidos.

Considerando-se os tipos de pacientes, os responsáveis pela orientação e supervisão dos residentes devem oferecer treinamento aos seus residentes em relação ao desenvolvimento de estratégias para lidar com pacientes difíceis, tais como pacientes hostis, agressivos, querelantes, reivindicadores, rebeldes, não-aderentes ao tratamento, auto-destrutivos, poliqueixosos, alcoolizados, usuários de drogas. O reconhecimento e a aceitação de que existem situações assistenciais muito difíceis que provocam sentimentos de rejeição, desconforto e irritação nos residentes e a possibilidade de discutir estas questões nas supervisões, tendem a favorecer a criação de uma identidade profissional mais equilibrada.

Valorização da preceptoria/Programas de Tutoria

Um dos elementos-chave do aperfeiçoamento do sistema educacional Residência Médica é a valorização da preceptoria. Cumpre salientar que para a efetiva valorização do papel de preceptor, torna-se imperioso que as instituições criem incentivos e premiações para os preceptores, tanto por meio de remuneração direta como através de outros benefícios como o financiamento para a participação em cursos de atualização e reciclagem, congressos e simpósios.

Como exemplo ilustrativo da crescente importância que vem adquirindo a questão da preceptoria na RM, vale ressaltar que este tema foi objeto de recente simpósio (julho/2004) organizado pela Coordenadoria Geral da Residência Médica do Instituto Nacional de Câncer (INCA), cujo título foi **"Preceptoria na Residência Médica: desafios e transformações para a Educação Médica"**. Dentre os diversos aspectos abordados neste evento, destacaram-se a caracterização, atribuições, formas de remuneração/incentivo e perfil deste profissional (preceptor/mentor/tutor).

O que é um **preceptor/mentor/tutor**?

As características do exercício da preceptoria se reportam ao papel pedagógico de servir de modelo para a construção da identidade profissional do jovem residente. A caracterização desta função do preceptor está contida nas definições abaixo:

- **Preceptor** – pessoa incumbida de acompanhar e orientar a educação de uma criança ou de um adolescente;

- **Mentor** – pessoa que serve de guia e experiente conselheiro; que inspira, estimula, cria ou orienta;
- **Tutor** – indivíduo que exerce uma tutela; aquele que ampara, protege, defende; estaca ou vara que se enterra no solo para amparar uma planta de caule frágil, flexível ou volúvel.

Experiências recentes de programas de tutoria com médicos residentes no Brasil têm mostrado que programas desta natureza contribuem para uma melhor adaptação dos residentes com redução das frustrações e aumento da auto-confiança e diminuição das desistências e abandonos (Peterlini, 2000; Volich, 2001; Marcolino e cols, 2004).

Com relação às competências e atribuições, cabe ao preceptor:

- acompanhar o desenvolvimento técnico, ético e psicológico dos residentes;
- empenhar-se por oferecer boas condições de trabalho;
- zelar pela qualidade do aprendizado e pela qualidade da assistência prestada aos pacientes;
- aglutinar os residentes através de reuniões de revista, discussão de casos, seminários sobre avaliação do PRM;
- conscientizar os residentes sobre o estresse do treinamento;
- orientar os residentes sobre formas de lidar com as vicissitudes inerentes ao processo de desenvolvimento profissional.

Quanto ao perfil do preceptor, recomenda-se que seja um profissional que preencha os seguintes requisitos:

- conheça as características de ensino-aprendizagem (cognição, habilidade, atitude) inerentes à RM bem como as regras e normas que regem o sistema;
- conheça estudos sobre o desenvolvimento profissional e o estresse na RM;

- seja capaz de construir relações empáticas com os residentes;
- tenha compromisso com a melhoria das condições de ensino, de trabalho e de atendimento;
- goste de ensinar, de aprender e de trabalhar em equipe.

Como sugestões para a implementação e operacionalização dos objetivos da preceptoria, recomenda-se a aplicação prática dos seguintes modelos operativos:

- receber, acolher e cuidar da integração dos R1;
- estimular o contato dos R1 com supervisores, chefes de plantão e residentes mais experientes;
- realizar reuniões semanais com os R1 para acompanhamento de seu processo de desenvolvimento, procurando detectar problemas e dificuldades e discutir com os R1 as percepções que está tendo sobre o comportamento e desempenho deles;
- realizar reuniões quinzenais com os R2 e R3, com o mesmo propósito;
- criar uma ficha individual para registro de dados sobre o desenvolvimento dos residentes.

Fóruns internos para avaliação dos PRMs

A recomendação é que a obrigatoriedade de realização de fóruns de avaliação dos PRMs esteja contemplada no regimento interno das COREMES. Embora cada PRM habitualmente faça sua avaliação, é importante que o conjunto dos PRMS que são oferecidos pela instituição sejam avaliados e acompanhados pelas COREMES, visando preservar a qualidade dos mesmos e também fiscalizar o cumprimento das normas estabelecidas pela Comissão Nacional de Residência Médica.

Suporte de corpo auxiliar e equipamentos

Este é um ponto central e complexo na medida em que envolve a questão das políticas públicas de saúde e de financiamento do sistema de saúde. Vale salientar o papel crucial que as condições de trabalho representam no treinamento dos residentes e na assistência aos pacientes. Para atingir os objetivos de aprimoramento das instalações físicas e dos equipamentos, a ação política com o exercício de pressões sobre os gestores da administração pública é uma das medidas imperativas. Outras envolvem pressões organizadas e articuladas com as entidades profissionais da área da saúde em conjunto com lideranças da sociedade civil em defesa de uma assistência à saúde digna e humanizada.

Programas de atenção à saúde e qualidade de vida dos residentes

Humanização da assistência e humanização da formação profissional são objetivos propostos nas recentes e atuais políticas de saúde em implantação no nosso país (Nogueira-Martins M, 2001; 2002). Em consonância com estas propostas, compete também às instituições (em particular às universitárias) que oferecem PRMs, estimular, seja no âmbito das COREMEs, ou no plano mais ampliado da instituição como um todo, a criação de Programas de atenção à saúde e qualidade de vida dos residentes.

Os objetivos desses programas são:

- contribuir para o crescimento profissional e pessoal dos residentes e para o aprimoramento do sistema de capacitação profissional do médico;
- incentivar a realização de pesquisas sobre o processo educacional – desenvolvimento cognitivo, de habilidades e de atitudes – na Residência Médica;

- oferecer orientação individual para as dificuldades profissionais e pessoais dos residentes;
- identificar precocemente grupos de risco e oferecer atendimento psicológico e psiquiátrico,
- assessorar os coordenadores, preceptores e supervisores para orientarem os residentes sobre as vicissitudes do treinamento.

Vale assinalar que nos EUA, em 2003, o ACGME (Acreditation Council for Graduate Medical Education) estabeleceu que todos os programas de treinamento médico pós-graduado devem dispor de serviços assistenciais para os seus treinandos (Pitt e cols., 2004).

Decálogo dos Residentes

O treinamento na Residência Médica é a melhor forma de capacitação profissional em medicina, mas é também um período muito estressante da formação do médico.

O primeiro ano de Residência em especial tende a ser uma experiência muito desgastante. Os residentes devem, portanto, ser alertados sobre as dificuldades que irão encontrar ao longo do primeiro ano de Residência e estimulados a buscar ajuda junto aos preceptores, supervisores e coordenadores dos Programas.

O residente, ao iniciar o treinamento, costuma ser uma pessoa voraz e apressada; sente-se carente, falta-lhe algo e este algo parece ser muito. Sente-se inseguro, inexperiente, incompleto. Tem muito apetite e mostra-se sedento por tudo saber, conhecer e fazer. A pressão das necessidades faz com que o treinamento represente quase que uma tábua de salvação e passe a ser um elemento extremamente valorizado e idealizado. Essa expectativa tende a exercer uma significativa pressão durante o treinamento, em particular no primeiro ano, sendo, com freqüência, **uma das principais fontes de decepções e frustrações**.

Cumpre salientar a importância de que os futuros residentes sejam conscientizados e orientados no sentido de controlar essa voracidade. Habitualmente o não-controle pode levá-los a tentar aproveitar ao máximo o tempo se sobrecarregando ainda mais com aulas, cursos, plantões e outras atividades extra-residência; estas ações podem ter um efeito deletério para a saúde física e mental do residente e comprometer o aproveitamento e o desempenho das atividades na Residência.

Como contribuição para que o treinamento seja mais bem aproveitado, é apresentada a seguir uma relação de recomendações e medidas de natureza pessoal — **os Dez Mandamentos do Residente** — que podem servir de guia aos jovens iniciantes: (Quadro 1)

Quadro 1 – Os dez mandamentos do residente

I. **Aproveite esse período da sua vida para aprender** (a Residência Médica é a melhor forma de capacitação profissional em medicina);

II. **Exija supervisão diuturna** (o treinamento em serviço sob supervisão é a chave do sucesso da Residência Médica);

III. **Faça uma lista diária das prioridades no trabalho** (suprima tarefas importantes, mas não essenciais);

IV. **Evite assumir outros compromissos profissionais; dedique-se somente à Residência** (em especial no R1);

V. **Lembre-se que o R1 é o período mais difícil e estressante** (não assuma plantões fora durante o R1!);

VI. **Tenha claro que o treinamento é estressante, não sobrecarregue mais ainda a sua agenda** (não dá para fazer tudo ao mesmo tempo; adie alguns projetos e planos);

VII. **Conheça os seus direitos e deveres; participe das atividades da COREME e da associação de médicos residentes da instituição** (diretamente ou por meio dos representantes eleitos);

VIII. **Converse com residentes mais experientes e preceptores sobre as dificuldades que você está tendo;**

IX. **Procure se alimentar de forma saudável e faça atividades físicas**;

X. **Peça ajuda se estiver se sentindo estressado, deprimido, angustiado**.

Capítulo VI

Núcleo de assistência e pesquisa em residência médica (NAPREME)

A saúde dos médicos tem sido objeto de preocupação de escolas médicas, entidades profissionais, sociedades de especialidades médicas e órgãos reguladores do exercício profissional em diversos países (Nogueira-Martins, 1998; CMA, 2003). Os dados disponíveis mostram alguns aspectos positivos e outros preocupantes. Como aspectos positivos, vale citar que certos hábitos nocivos à saúde como o hábito de fumar e o sedentarismo estão em declínio, o que tem contribuído para uma diminuição da morbimortalidade devido a doenças associadas a esses hábitos.

Por outro lado, há dados inquietantes. Certos comportamentos relativos ao cuidado com a própria saúde apontam para a existência de uma minimização dos riscos, para a qual concorrem diversos tipos de medo: medo do diagnóstico, do tratamento, da perda da auto-estima. Clever (1990) cita algumas características do comportamento de muitos médicos que são de crucial importância para se compreender vários aspectos relacionados aos mecanismos adaptativos utilizados por esses profissionais em relação às vicissitudes e estresses da tarefa médica e aos cuidados com a saúde:

> *"... muitos médicos não têm seu próprio médico... O autotratamento, consultas de corredor e demoras devido ao constrangimento relativo à cortesia profissional podem impedir o diagnóstico e o tratamento... Uma extensão patológica da negação é a 'síndrome da invulnerabilidade médica' que se caracteriza pela convicção de que os problemas pessoais e familiares, as complicações e as doenças que afetam outras pessoas não podem afetar o médico ou não irão fazê-lo."*

Estudos sobre atitudes em relação ao adoecer têm mostrado que os médicos tendem a faltar menos ao trabalho devido a problemas de saúde do que outros profissionais; este fenômeno não ocorre porque o médico é mais resistente às doenças, mas porque ele se mostra menos propenso a revelar seus males.

Um outro fator extremamente relevante, diretamente associado ao tema do cuidado com a própria saúde, é a qualidade da assistência que os médicos recebem quando estão doentes. Há vários indícios de que os médicos não são bem atendidos quando necessitam de cuidados médicos, o que reforça a tendência a não procurar ajuda (Casas, 2004; Kaufman, 2004). Esta má qualidade da assistência prestada ao médico doente é um problema particularmente preocupante. Um médico que tenha, por exemplo, um problema de dependência química, provavelmente tenderá a ocultar seus problemas por medo de ser punido e impedido de trabalhar, o que o leva a postergar ainda mais a busca de ajuda profissional; se o fizer, poderá ser objeto de atitudes preconceituosas e provavelmente será mais mal assistido do que qualquer outro usuário de substâncias psicoativas. O mesmo ocorre em relação a outros problemas da área da saúde mental, campo ainda carregado de preconceitos no meio médico; sabe-se hoje que o medo associado à desinformação desempenha importante papel na gênese e manutenção desses comportamentos preconceituosos.

Como decorrência da pesquisa sobre dificuldades na tarefa assistencial e fontes de estresse durante a Residência Médica foi criado, em 1996, na UNIFESP um serviço pioneiro no Brasil (Nogueira-Martins e cols., 1997), o Núcleo de Assistência e Pesquisa em Residência Médica (NAPREME). Os objetivos do NAPREME são:

- conscientizar / sensibilizar os estudantes, residentes, preceptores e supervisores a respeito do estresse do treinamento;
- contribuir para a redução do estresse do treinamento;
- prevenir disfunções profissionais e distúrbios emocionais nos residentes;
- oferecer atendimento psicológico e psiquiátrico;
- assessorar a COREME, os preceptores e supervisores;
- desenvolver projetos de pesquisa visando o aprimoramento do sistema de capacitação profissional.

Ações institucionais

O NAPREME tem desenvolvido um conjunto de ações e práticas em um contexto primordial que é o da redução do estresse do treinamento e a prevenção de distúrbios emocionais e disfunções profissionais em residentes. As principais ações institucionais preventivas são:

- participação nos Programas de Recepção aos Médicos Residentes;
- assessoria para a COREME e para os preceptores dos programas de residência médica;
- palestras nos Departamentos e Disciplinas da UNIFESP sobre o estresse do treinamento;
- curso sobre "Sofrimento Psíquico e Estresse Psicológico na Formação e no Exercício Profissional em Medicina", ministrado no Internato (quinto ano) do curso de medicina da UNIFESP;
- curso sobre "Sofrimento Psíquico, Estresse Ocupacional e Saúde Mental dos Profissionais de Saúde", ministrado no Programa de Pós-Graduação em Saúde Mental.

A importância do Programa de Recepção aos Residentes de Medicina merece um destaque especial, visto que cerca de 50% dos médicos residentes que ingressam nos Programas de Residência Médica da UNIFESP são oriundos de outras faculdades de medicina o que representa um estresse adicional para os futuros treinandos.

O NAPREME tem participado dos Programas de Recepção por meio de palestras sobre o estresse na residência e a realização de reuniões com grupos de cerca de 30 residentes de medicina, nas quais se aprofunda a discussão sobre o caráter estressante da Residência e se elaboram as expectativas, desejos e medos dos residentes em relação ao treinamento. Nestas reuniões, o NAPREME é apresentado em detalhes e os residentes são estimulados a procurar o serviço quando sentirem alguma dificuldade. Enfatiza-se a garantia do sigilo profissional e a independência do serviço em relação ao sistema de avaliação do treinamento.

Ensino e pesquisa

Atividades de ensino e prevenção são desenvolvidas também no curso de graduação em medicina e em cursos de pós-graduação *stricto sensu* e *lato sensu* para profissionais da área da saúde. Assim, na graduação o NAPREME desenvolve atividade curricular para todos os alunos do quinto ano de medicina. O curso tem a duração de seis semanas com carga horária de 24 horas (4 horas por semana) e são discutidos, em seminários, temas referentes ao sofrimento psíquico e estresse psicológico associado ao curso de medicina, à residência médica e ao exercício profissional bem como tópicos referentes à morbidade psicológica e psiquiátrica em estudantes, residentes e médicos. Na pós-graduação, o NAPREME desenvolve o curso "Sofrimento Psíquico, Estresse Ocupacional e Saúde Mental dos Profissionais de Saúde" para pós-graduandos de todos os programas de pós-graduação da UNIFESP e profissionais da área da saúde que trabalham no HSP e que ocupam cargos gerenciais na área da enfermagem.

Outra atividade do núcleo tem sido o desenvolvimento de pesquisas. O NAPREME realizou quatro pesquisas que foram apresentadas como dissertações de mestrado. Obara (2000), utilizando o Beck Depression Inventory (BDI), avaliou a prevalência de sintomas depressivos em uma amostra randomizada de 75 residentes (38 mulheres) de primeiro ano de especialidades clínicas (44) e cirúrgicas (31) da UNIFESP, tendo encontrado uma prevalência de 18,6% (BDI>16); não houve diferença entre homens e mulheres e entre os grupos de especialidades clínicas e cirúrgicas; sete residentes (9,3%)

- 5 mulheres e 2 homens apresentaram disforia (BDI=16 a 20) e sete residentes (9,3%) – 5 homens e 2 mulheres mostraram-se deprimidos (BDI>20). Dos 14 residentes com disforia/depressão, 11 (78,6%) eram de especialidades clínicas. O estudo mostrou que, dado que um residente de primeiro ano apresente disforia ou depressão, ele tem 3,11 vezes a chance de ser do grupo de especialidades clínicas, em comparação a ser do grupo de especialidades cirúrgicas (OR=3,11). As mulheres de especialidades clínicas revelaram uma tendência a apresentar mais disforia e depressão do que as mulheres de especialidades cirúrgicas (p=0,07) e, dado que uma médica residente apresente disforia ou depressão, ela tem 4,05 vezes a chance de ser do grupo de especialidades clínicas, em comparação a ser do grupo de especialidades cirúrgicas (OR=4,05).

Franco (2002, 2005) avaliou a qualidade de vida e a prevalência de sintomas depressivos em 68 residentes de enfermagem (37 R1; 31 R2); o estudo, que utilizou o SF-36 como medida de qualidade de vida, mostrou que o componente mental – domínios "aspectos sociais" (AE), "vitalidade" (VT) e "saúde mental" (SM) – foi o mais comprometido; não houve diferença entre os anos de treinamento (R1, R2) e áreas de especialização (12 áreas), embora o treinamento nas especialidades de Oftalmologia, Cardiologia e Oncologia tenham tido, em termos absolutos, um maior número de domínios do SF-36 comprometidos. A prevalência de sintomas depressivos (disforia/depressão), mensurada pelo BDI, foi de 27,9 %, sendo 8,8% de disforia (6 residentes) e 19,1% de depressão (13 residentes); também não houve diferença em relação ao ano de treinamento e às áreas de especialização.

Macedo (2004), utilizando um questionário socio-ocupacional e o SF-36, estudou a qualidade de vida em uma amostra randomizada de 128 residentes e encontrou os seguintes resultados: amostra predominantemente masculina (54%), de especialidades clínicas (60,9%), que tinham outras atividades profissionais além da residência médica (71,1%), com tempo semanal de contato com pacientes críticos de até 30 horas (58,6%), que consideravam ter tempo insuficiente de lazer (83,6%), que não usavam as instalações da associação atlética da universidade (68%) e que estavam satisfeitos com os programas de residência médica (68%). Todos os domínios (com exceção de "aspectos emocionais") foram maiores (melhor QV) no R2 do que no R1; os domínios "aspectos físicos", "dor", "vitalidade", "aspectos sociais" e "saúde mental" foram maiores (melhor QV) no R3. Os residentes apresentaram melhor QV nos domínios "aspectos sociais" e "saúde mental" se estavam em programas de especialidades cirúrgicas e nos domínios "aspectos físicos" e "aspectos emocionais" se eram do sexo feminino. Houve uma associação entre pior qualidade de vida e ser residente do sexo masculino, de primeiro ano, de especialidades clínicas, com mais de trinta horas semanais de contato com pacientes críticos e que exerciam outras atividades profissionais além da Residência Médica. Vale destacar que os valores do componente mental do SF-36 — "aspectos sociais" (AS), "aspectos emocionais" (AE), "vitalidade" (VT) e "saúde mental" (SM) — foram semelhantes aos valores de QV encontrados em pacientes com doenças crônicas, como artrite reumatóide e depressão.

Fagnani Neto (2003) analisou o perfil clínico e demográfico dos usuários do NAPREME, bem como caracterizou o perfil de atendimento do serviço. Os dados deste estudo são apresentados a seguir no item referente à atividade assistencial.

Atividade assistencial

O serviço atende aos usuários em uma casa localizada a duas quadras dos edifícios principais da Universidade — o Serviço de Saúde do Corpo Discente (SSCD) — que oferece atendimento médico e odontológico a todo o corpo discente da UNIFESP. A equipe de atendimento do NAPREME é, atualmente, constituída de duas psicólogas e uma psiquiatra, que atendem em regime ambulatorial. São oferecidas as seguintes modalidades de tratamento: psiquiátrico, psicoterapia individual (psicoterapia breve), aconselhamento e orientação psicológica.

É importante destacar que logo após o início de suas atividades assistenciais, houve uma demanda institucional espontânea de atendimento por parte dos estudantes de pós-graduação (*stricto sensu* e *lato sensu*); assim, o serviço que originalmente se propunha a dar assistência aos residentes de medicina e enfermagem passou gradativamente a atender PGs.

Considerando-se que são poucos os serviços estruturados para o atendimento dessa população (Pitt, 2004), e por ser um serviço pioneiro no país, a preocupação em elaborar um banco de dados para pesquisas e orientação das diretrizes de trabalho da equipe surgiu desde o início, no sentido de se conhecer quem é o usuário que busca ajuda, e que problemas ele apresenta (Fagnani Neto e cols., 2004; Nogueira-Martins e cols., 2004).

Resumidamente, apresentamos a seguir alguns dados sobre o perfil clínico e demográfico dos usuários do NAPREME, referente ao período de dezembro de 1996 a novembro de 2002. Neste período, 233 treinandos (residentes e pós-graduandos) utilizaram-se do serviço. É uma população jovem (26,6 +/- 4,42 anos), predominantemente feminina (80,3% dos casos), solteira (82,4%) e que procura ajuda principalmente no primeiro ano de treinamento (63,1%). Em 70,8% dos casos a procura foi espontânea, sendo a adesão ao tratamento maior nesse grupo em comparação aos treinandos que foram encaminhados por supervisores.

Transtornos depressivos e ansiosos foram os diagnósticos mais freqüentes. Três residentes apresentaram quadros psiquiátricos graves e não conseguiram concluir o treinamento. Em 30% dos casos, o usuário procurou o serviço em busca de orientação psicológica ou suporte com relação a conflitos situacionais específicos. 22,3% dos *trainees* atendidos referiram ideação ou tendências suicidas (3,4% referiram tentativas anteriores), não tendo havido diferença entre os grupos. Os residentes de medicina constituíram um grupo com predomínio do sexo masculino, com mais distúrbios do sono, com menor número de abstêmios e que necessitou de mais afastamentos e licenças.

Um dado que tem chamado a atenção se refere ao ano de treinamento do usuário. Observou-se que, independentemente do tipo de vínculo institucional (residente ou pós-graduando), há uma maior procura no primeiro ano de treinamento; esta procura diminui à medida que o treinando progride no treinamento: 63,1% dos que procuraram o serviço estavam no primeiro ano, 22,7% estavam cursando o segundo ano, 7,7% no terceiro ano, 1,3% no quarto ano e 0,9% estavam no quinto ano.

A procura, em geral, é espontânea. Na maioria dos casos, o treinando tomou conhecimento da existência do NAPREME por outros usuários, colegas e amigos; em 17,6% das vezes, por outros médicos com quem se consultou no SSCD e em 8,6% dos casos quem os informou sobre a disponibilidade do atendimento foi uma das secretárias do SSCD.

Um dado relevante é a questão da adesão ao tratamento, visto que há na literatura referências sobre resistências e dificuldades dos profissionais da saúde para procurar ajuda psicológica e psiquiátrica (Chew-Graham, 2003). Em nossa experiência, a adesão ao tratamento tem sido expressiva, ocorrendo em 67,4% dos casos.

Um perfil do funcionamento do serviço e dos usuários do NAPREME pode ser esboçado. Após o primeiro biênio de funcionamento, período no qual o jovem serviço ainda estava se estruturando, houve certa estabilidade na procura (em torno de 50 casos novos por ano). Nota-se também certo padrão em relação à procura nos meses do ano: os primeiros e últimos meses do ano tendem a apresentar uma procura menor pelo serviço, observando-se uma concentração no período que vai de maio a setembro. Essa maior procura, no caso dos residentes de medicina, pode ter sua explicação em estudos que situam nesse período do ano do primeiro ano do treinamento o ápice do estresse. Com relação ao ano de treinamento, o primeiro ano foi o período de maior procura, corroborando também dados da literatura que apontam o primeiro ano do treinamento como o mais estressante (Aach e cols, 1988; Butterfield, 1988; Firth-Cozens, 1987, 1989, 1990; Levey, 2001).

Esse padrão de procura por cuidados psicológicos mostrou-se presente também nos residentes de enfermagem e nos outros pós-graduandos. Isso nos permite supor que o padrão de estresse encontrado em residentes de medicina talvez seja um padrão geral, experimentado com variações nos profissionais em treinamento especializado na área da saúde, com ênfase no primeiro ano de treinamento. De qualquer forma este dado é relevante, no sentido de se recomendar aos supervisores de programas de treinamento em saúde que redobrem a atenção dedicada aos *trainees* durante o primeiro ano.

O NAPREME cuida das necessidades não só da clientela, mas também das necessidades da instituição onde se insere, ou seja, contribui para uma melhoria do ambiente de aprendizagem. Este serviço é uma expressão de uma forma de pensar e fazer que tem, gradativamente, crescido no ambiente médico e que tem procurado mudar a cultura que historicamente prevaleceu no treinamento profissional. Resgatar a face humana da medicina, cuidar do cuidador e integrar as ações ligadas à assistência, gestão e formação dos médicos são desafios a serem enfrentados. São compromissos que temos assumido em nossa tarefa formativa e que temos procurado estimular e consolidar na UNIFESP. O NAPREME é uma das facetas deste corpo ideológico-conceitual, cuja denominação atual tem sido conhecida por humanização da saúde (Nogueira-Martins M, 2001) e cujo lema mais expressivo é **"cuidar de quem cuida"**.

REFERÊNCIAS BIBLIOGRÁFICAS

Aach RD, Cooney TG, Girard DE, Grob D, McCue JD, Page MI, Reinhard JD, Reuben DB, Smith JW. Stress and impairment during residency training: strategies for reduction, identification and management. Ann Intern Med 1988; 109(2):154-61.

Accreditation Council for Graduate Medical Education. Chicago: American Medical Association, 2003.

Adler R, Werner ER, Korschc BM. Systematic study of four years of internship. Pediatrics 1980; 66(6):1000-8.

Alexander D, Monk JS, Jonas AP. Occupational stress, personal strain and coping among residents and faculty members. J Med Educ 1985; 60: 830-9.

Alexander DA, Klcin S. Caring for others can seriously damage your health. Hosp Med 2001; 62(5): 264-7.

Alves HNP, Surjan JC, Nogueira-Martins LA, Marques ACPR, Ramos SP, Laranjeira RR. Perfil clínico e demográfico de médicos com dependência química. Rev Assoc Med Bras 2005; 51(3):139-43.

Archer LR, Keever RR, Gordon RA, Archer RP. The relationship between resident's characteristics, their stress experiences and their psychosocial adjustement at one medical school. Acad Med 1991; 66(5):301-3.

Arnetz BB. Suicide patterns among physicians related to other academics as well as to the general population. Acta Psychiatr Scand 1987; 75:139-43.

Arnetz BB. Working hours of medical residents and house staff. J Occup Med 1991; 33(8):843-4.

Arnetz BB, Tonks A. Doctors are in good health but risk suicide, says BMA. BMJ 1993; 306:1711.

Asch DA, Parker RM. The Libby Zion case: one step forward or two steps backward. N Engl J Med 1988; 318:771-5.

Asken MJ, Raham DC. Resident performance and sleep deprivation: a review. J Med Educ 1983; 58:382-8.

Bacheschi LA. A residência médica. In: Marcondes E, Lima-Gonçalves E (orgs). Educação Médica, São Paulo: Sarvier, 1998.

Barbosa H. A Residência Médica no Brasil. Residência Médica 1984; 6(1/2):02-12.

Bell BM. Supervision, not regulation of hours, is the key to improving the quality of patient care. JAMA 1993; 269(3):403-4.

Bellini LM, Baime M, Shea JA. Variation of mood and empathy during internship. JAMA 2002; 287:3143-6.

Bellodi PL. O clínico e o cirurgião – estereótipos, personalidade e escolha de especialidade médica. São Paulo, Casa do Psicólogo, 2001.

Bellodi PL. Surgery or General Medicine – a study of the reasons underlying the choice of medical specialty. Sao Paulo Med J 2004; 122(3):81-6.

Beresford TP, Low D, Hall RCW. Ego defense mechanism among medical house officers. Psychiatr Med 1983; 1(2):151-63.

Betiol LF. Compatibilidade entre a Lei 6.932/81 e a autonomia universitária. Estudos FUNDAP Residência Médica: São Paulo, 1984.

Bevilacqua RG. Residência médica: uma visão pluridimensional. Estudos FUNDAP Residência Médica: São Paulo. 1984.

Bickel J. Women in medical profession: a status report. N Engl J Med 1988: 319:1579-84.

Bing-You RG. Anxieties of entering first-year residents. Acad Med 1993; 68(1):90.

Blackwell B. Prevention of impairment among residents in training. JAMA 1986; 255(9):1177-8.

Blackwell B, Gutmann MC, Jewell KE. Role adoption in residency training. Gen Hosp Psychiatry 1984; 6:280-8.

Borestein DB, Cook K. Impairment prevention in the training years - a new health program at UCLA. JAMA 1982; 247(19):2700-3.

Borenstein DB. Should physician training centers offer formal psychiatric assistance to house officers? A report on the major findings of a prototype program. Am J Psychiatry 1985; 142(9):1053-7.

Brasil. Decreto 80.281, 05/09/1977. Regulamenta a Residência Médica, cria a Comissão Nacional de Residência Médica e dá outras providências. Diário Oficial da União, Brasília, DF, 06/09/1977.

Brasil. Lei 6.932 de 07/06/1981. Dispõe sobre as atividades do médico residente e dá outras providências. Diário Oficial da União, Brasília, 09/07/1981.

Brent DA. The residency as a developmental process. J Med Educ 1981; 56:417-22.

Brewster JM. Prevalence of alcohol and other drug problems among physicians. JAMA 1986; 255(14):1913-20.

Broquet KE, Rockey PH. Teaching residents and program directors about physician impairment. Acad Psychiatry 2004; 28(3): 221-5.

Bunch WH, Dvonch VM, Storr CL, Baldwin DC, Hughes PH. The stresses of the surgical residency. J Surg Res 1992; 53 (3): 268-271.

Butterfield PS. The stress of residency: a review of the literature. Arch Intern Med 1988; 148:1428-35.

Canadian Medical Association. CMA guide to physician health and well-being: facts, advice and resources for Canadian doctors. Ottawa, 2003.

Carneiro MB, Gouveia VV. O médico e o seu trabalho: aspectos metodológicos e resultados do Brasil. Brasília: Conselho Federal de Medicina, 2004.

Casas JJV, Mareschal C, Figueroa B, Ornelas G. Motivación y incentivo como factores determinantes en la elección de la especialidad medica. Revista Medica (Instituto Mexicano del Seguro Social) 1986; 24(3): 211-20.

Casas M. Programa de Atenção aos médicos doentes da Província da Catalunha, Espanha. Comunicação oral. Simpósio sobre Atenção à Saúde Mental do Médico. XXII Congresso Brasileiro de Psiquiatria, Salvador, Bahia, 2004.

Cassorla RMS. O impacto dos atos suicidas no médico e na equipe de saúde. JBM 1989; 56 (3): 84-97.

Center C, Davis M, Detre T e cols. Confronting depression and suicide in physicians - a consensus statement. *JAMA* 2003; 289 (23): 3161-6.

Chew-Graham CA, Rogers A, Yassin N. 'I wouldn't want it on my CV or their records': medical students' experiences of helpseeking for mental health problems. Med Educ 2003; 37: 873- 80.

Clark DC, Salazar-Gruesco E, Grabler P, Fawcett J. Predictors of depression during the first six months of internship. Am J Psychiatry 1984; 141(9):1095-8.

Clever LH. A saúde do médico. In: Beeson PB, McDermott W (eds) Cecil-Loeb: Tratado de Medicina. Rio de Janeiro: Guanabara Koogan, 1990.

Clever LH. Who is sicker: patients – or residents? Residents' distress and the care of patients. Ann Intern Med 2002; 136(5): 391-3.

Colford JM, McPhee SJ. The ravelled sleeve of care - managing the stresses of residency training. JAMA 1989; 261: 889-93.

Collier VU, McCue JD, Markus A, Smith L. Stress in medical residency: status quo after a decade of reform? Ann Intern Med 2002; 136; 384-90.

Cooke M. Stress and coping in internal medicine residency. West J Med 1985; 142(4):547-8.

Cousins N. Internship: preparation or hazing? JAMA 1981; 245:377.

Craig AG, Pitts FN. Suicide by physicians. Dis Nerv Sys 1968; 29:763-72.

De Marco MA. Sendas do imaginário - uma perspectiva arquetípica em psicossomática. Dissertação de Mestrado. Escola Paulista de Medicina, 1993.

De Paikin MLS. Factores determinantes en la elección de la especialidad en Medicina. Bol Acad Nac Med 1986; 64 (2):413-21.

Deaconson TF, O'Hair DP, Levy MF, Lee MBF, Schueneman AL, Condon RE. Sleep deprivation and resident performance. JAMA 1988; 260 (12):1721-7.

Deangelis C. Women in medicine: fantasies, dreams, myths and realities. Am J Dis Child 1991; 145 (1):49-52.

Deary IJ, Tait R. Effects of sleep deprivation on cognitive performance and mood in medical house officers. BMJ 1987; 295:1513-6.

Duffy JC. Suicides by physicians in training. J Med Educ 1968; 43:1196.

Duffy JC, Litin EM. Psychiatric morbidity of physicians. JAMA 1964; 189:989-92.

Edwards N, Kornacki MJ, Silversin J. Unhappy doctors: what are the causes and what can be done? BMJ 2002; 324:835-8.

EisenberGC. Medicine is no longer a man's profession: or, when the men's club goes coed it's time to change the regs. N Engl J Med 1989; 321:1542-4.

Eizirik C, Schwartsmann G, Rangel L. Aspectos emocionais do paciente oncológico terminal: manejo pelo psiquiatra. Rev Psiquiatria RGS 1991; 13(1):37-39.

Fagnani Neto R. Cuidando de residentes de Medicina e outros trainees na área da saúde: a experiência do Núcleo de Assistência e Pesquisa em Residência Médica (NAPREME) na Escola Paulista de Medicina/UNIFESP. Dissertação de Mestrado. Universidade Federal de São Paulo, 2003.

Fagnani Neto R, Obara CS, Macedo PCM, Cítero VA, Nogueira-Martins LA. Clinical and demografic profile of users of a mental health system for medical residents and other health professionals undergoing training at the Universidade Federal de São Paulo. Sao Paulo Med J 2004; 122(4)152-7.

Feuerwerker LCM. Mudanças na Educação Médica e Residência Médica no Brasil. São Paulo: Hucitec/Rede Unida, 1998.

Firth-Cozens J. Emotional distress in junior house officers. BMJ 1987; 285:533-536.

Firth-Cozens J. Sources of stress in women junior house officers. BMJ 1990; 302:89-91.

Firth-Cozens J. Doctors: their well being and their stress. BMJ 2003; 326:670-1.

Ford CV, Wentz DK. The internship year: a study of sleep, mood states, and psychophysiologic parameters. South Med J 1984; 77:1435-42.

Ford CV, Wentz DK. Internship: what is stressful? South Med J 1986; 79:595-9.

Ford CV. Emotional distress in internship and residency: a questionnaire study. Psychiatric Med 1983;1:143-50.

Franco GP. Qualidade de vida e sintomas depressivos em residentes de enfermagem do Hospital São Paulo/UNIFESP. Dissertação de Mestrado. Universidade Federal de São Paulo, 2002.

Franco GP, Barros ALBL; Nogueira-Martins LA.Qualidade de vida e sintomas depressivos em residentes de enfermagem. Rev Latino-Am Enfermagem 2005; 13(2):139-44.

Freundenberger HJ. The staff burn-out syndrome in alternative institutions. Psychother Theory Res Pract 1975; 12(1):73-82.

Friedman RC, Bigger JT, Kornfeld DS. The intern and sleep loss. N Engl J Med 1971; 285:201-3.

Friedman RC, Bigger JT, Kornfeld DS. Psychological problems associated with sleep deprivation in interns. J Med Educ 1973; 48:436- 41.

FUNDAP. Cadastro de Programas de Residência Médica no Estado de São Paulo. Documento de Trabalho 65. São Paulo, 1992, 173 p.

Gaba DM, Howard SK. Fatigue among clinicians and the safety of patients. N Engl J Med 2002; 347(16):1249-55.

Gardner ER, Hall RC. The professional stress syndrome. Psychosomatics 1981; 22:672-80.

Girard DE, Elliot DL, Hickam DH, Sparr L, Clarke NG, Warren L, Koski J. The internship - a prospective investigation of emotions and attitudes. West J Med 1986; 144(1):93-8.

Girard DE, Hickam DH, Gordon GH, Robinson RO. A prospective study of internal medicine resident's emotions and attitudes throughout their training. Acad Med 1991; 66(2):111- 4.

Glatt MM. Characteristics and prognosis of alcoholic doctors. BMJ 1977; 19 (1):507.

Gordon GH, Girard DE, Hickam DH. Comparison of mood changes and satisfaction among first-year medical residents in three programs. J Med Educ 1987; 62:428-30.

Grassi L, Magnani K. Psychiatric morbidity and burnout in the medical profession: an italian study of general practionners and hospital physicians. Psychother Psychosom 2000; 69(6):329-34.

Haagensen CD. História do tratamento cirúrgico do carcinoma de mama - 1863 a 1921. In: Haagensen CD. Doenças da Mama. São Paulo: Editora Roca, 1989.

Hahn NS. A residência médica: um capítulo na história da formação profissional do médico. Estudos FUNDAP Residência Médica, São Paulo, 1984.

Herzog DB, Wyshak G, Stern TA. Patient-generated dysphoria in house officers. J Med Educ 1984; 59:869-74.

Hobbs R. Violence and safety. Practitioner 1990; 234:979- 82.

Holland JC. Now we tell - but how well? J Clin Oncol 1989; 7(5):557-9.

Hossne WS. Vale a pena ser médico? São Paulo: Editora Moderna, 1985.

Hsu K, Marshall V. Prevalence of depression and distress in a large sample of Canadian residents, interns and fellows. Am J Psychiatry 1987; 144(12):1561-6.

Huang EH, Jonasson O. A pregnant surgical resident? oh my! JAMA 1991; 265(21):2859-60.

Hughes PH, Baldwin Jr DC, Sheehan DV, Conard S, Storr C. Prevalence of substance use among U.S. physicians. JAMA 1992; 267:2333-9.

Hughes PH, Baldwin Jr DC, Sheehan DV, Conard S, Storr C. Resident physician substance use, by specialty. Am J Psychiatry 1992; 149 (10):1348-54.

Hurwitz TA, Beiser M, Nichol H, Patrick L, Kozak J. Impaired interns and residents. Can J Psychiatry 1987; 32(3):165-9.

JAMA (Editorial). Suicides of physicians and the reasons. JAMA 1903; 41:263-4.

Jex SM, Hughes P, Storr C, Conard S, Baldwind Jr DC, Sheehan DV. Relations among stressors, strains, and substance use among residents physicians. Int J Addic 1992; 27(8):979-94.

Johnson WDK. Predisposition to emotional distress and psychiatric illness amongst doctors: the role of unconscious and experimental factors. Br J Med Psychol 1991; 64: 317-29.

Kalimo R, Mejman T. Psychological and behavioural responses to stress at work. In: Kalimo R, Mostafa AEB, Cooper CL. (orgs.) Psychosocial factors at work and their relation to health. Geneva, World Health Organization, 1987.

Karasek R. Job demand, job decision latitude, and mental strain: implications for job redesign. Admin Sci Quar 1979; 24:285-308.

Kash KM. Stress and burnout in oncology. Oncology 200; 14 (11):1621-33.

Kaufman M. Programa de Atenção à Saúde do Médico da Província de Ontário, Canadá. Comunicação oral. Simpósio "Atençao à Saúde Mental do Médico"; XXII Congresso Brasileiro de Psiquiatria, Salvador, Bahia, 2004.

Kirsling RA, Kochar MS, Chan CH. An evaluation of mood states among first-year residents. Psychol Rep 1989, 65:355-66.

Koran LM, Litt IF. House staff well-being. West J Med 1988; 148:97-101.

Kutcher SP. Coping with the stresses of medical education. CMAJ 1984; 130(4): 373-81.

Laine C, Goldman L, Soukup JR, Hayes JG. The impact of a regulation restricting medical house staff working hours on the quality of patient care. JAMA 1993; 269(3):374-8.

Landrigan CP, Rothschild JM, Cronin JW e cols. Effect of reducing interns' work hours on serious medical errors in intensive care units. N Engl J Med 2004; 351:1838-48.

Levey RE. Sources of stress for Residents and recommendations for Programs to assist them. Acad Med 2001; 76:142-50.

Levin R. Beyond "The Men of Steel". The origins and significance of house staff training stress. Gen Hosp Psychiatry 1988; 10:114-21.

Lewittes LR, Marshall VW. Fatigue and concerns about quality of care among Ontario interns and residents. CMAJ 1989; 140:21- 4.

Lind SE, Good MJD, Seidel S, Csordas T, Good BJ.Telling the diagnosis of cancer. J Clin Oncol 1989; 7(5):583-9.

Linn BS, Zeppa R. Does surgery attract students who are more resistant to stress? Ann Surg 1984; 200(5):638.

Lutsky I, Abram SE, Jacobson GR, Hopwood M, Kampine JP. Substance abuse by anesthesiology residents. Acad Med 1991; 66 (3):164-6.

Macedo PCM. Avaliação da qualidade de vida em residentes de medicina da UNIFESP/EPM. Dissertação de Mestrado. Universidade Federal de São Paulo. Escola Paulista de Medicina, 2004.

Macedo PCM, Citero VA, Nogueira-Martins LA. Qualidade de vida em médicos residentes da UNIFESP-EPM. Rev Bras Psiquiatr 2004; 26 (Supl II):77.

Machado MH Os médicos no Brasil: um retrato da realidade. Rio de Janeiro: FIOCRUZ, 1997.

Marcolino JAM, Vieira JE, Piccinini Filho L, Mathias LAST. Tutoria com médicos residentes em Anestesiologia: o Programa da Santa Casa de Misericórdia de São Paulo Rev Bras Anestesiol 2004; 54(3):438-47.

Maslach C. Burnout: the cost of caring. New York: Prentice-Hall, 1986.

Mathias LAST, Coelho CMF, Vilela EP, Vieira JE, Pagnocca ML. O plantão noturno em anestesia reduz a latência ao sono. Rev Bras Anestesiol 2004; 54(5):694-9.

Mawardi BH. Satisfactions, dissatisfactions and causes of stress in medical practice. JAMA 1979; 241(14):1483-6.

McAuliffe WE, Santangelo F, Magnuson E, Sobol A, Rohman M, Weissman J. Risk factors in drug impairment in random samples of physicians and medical students. Int J Addict 1987; 22(9):825-41.

McCall TB.The impact of long working hours on resident physicians. N Engl J Med 1988; 318:775-8.

McCarty D. Why are today's medical students choosing high-technology specialties over internal medicine? N Engl J Med 1987; 317:567-9.

McCue JD, Sachs CL. A stress management workshop improves resident's coping skills. Arch Intern Med 1991; 151:2273-7.

McCue JD.The effects of stress on physicians and their medical practice. N Engl J Med 1982; 306:458-3.

McCue JD. The distress of internship. N Engl J Med 1985; 312:449-52.

McGuire FL. Psycho-social studies of medical students: a critical review. J Med Educ 1966; 41:424- 45.

Meleiro AMAS.O médico enquanto paciente: estudo comparativo com pacientes cardíacos de nível universitário internados no Instituto do Coração de São Paulo. Tese de Doutorado. FMUSP, 1998.

Meleiro AMAS. O médico como paciente. São Paulo: Lemos-Editorial, 1999.

Mello Filho J. Concepção psicossomática: visão atual. Rio de Janeiro: Editora Tempo Brasileiro, 1978.

Menzies I. The functionning of organizations as social systems of defense against anxieties. London, Tavistock Institute of Human Relations, 1970.

Millan LR. Vocação Médica e Gênero: um estudo com primeiranistas da Faculdade de Medicina da Universidade de São Paulo. Tese de Doutorado. FMUSP. São Paulo, 2003.

Millan LR, De Marco OLN, Rossi E, Millan MPB, Arruda PV. A assistência psicológica ao estudante de medicina. Rev Hosp Clin Fac Med São Paulo 1990; 45(3):145-9.

Millan LR, De Marco OLN, Rossi E, Millan MPB, Arruda PV. Alguns aspectos psicológicos ligados à formação médica. Rev ABP-APAL 1991; 13 (4):137-42.

Millan LR, Rossi E, De Marco OLN. O suicídio entre estudantes de medicina. Rev Hosp Clin Fac Med São Paulo 1991; 45:145-9.

Millan LR, De Marco OLN, Rossi E, Millan MPB, Arruda PV. O universo psicológico do futuro médico. São Paulo: Casa do Psicólogo, 1999.

Modlin HC, Montes A. Narcotic addiction in physicians. Am J Psychiatry 1964; 121:358-65.

Mowbray RM. Research in choice of medical specialty: a review of the literature 1977-1987. Austral N Z J Med 1989; 19(4):389-99.

Myerson S. Under stress? Symposium on doctor's health. Practitioner 1990; 234:973-6.

Nogueira-Martins LA. Consultoria psiquiátrica e psicológica no hospital geral: a experiência do Hospital São Paulo. Rev ABP- APAL 1989; 11:160-4.

Nogueira-Martins LA, Yazigi L, Fernandes MH, Machado AM. De la douleur des malades a la souffrance de l'equipe: tentative de comprehension dynamique du fonctionnement d'une unité de therapie intensive de traumatismes. Psychologie Medicale 1990; 22(8):727-31.

Nogueira-Martins LA. Atividade médica: fatores de risco para a saúde mental do médico. Rev Bras Clin Terap 1991; 20:355-64.

Nogueira-Martins LA. Ensino e formação em interconsulta. Rev ABP-APAL 1993; 15(2):68-74.

Nogueira-Martins LA. Residência médica: um estudo prospectivo sobre dificuldades na tarefa assistencial e fontes de estresse. Tese de doutorado. Escola Paulista de Medicina, São Paulo, 1994.

Nogueira-Martins LA. Vicissitudes do exercício da medicina e saúde psicológica do médico. Arq Bras Endocr Metabol 1995;39 (3/4):188-93.

Nogueira-Martins LA, Stella RCR, Nogueira HE. A pioneering experience in Brazil: the creation of a center for assistance and research for medical residents (NAPREME) at the Escola Paulista de Medicina, Federal University of São Paulo. Sao Paulo Med J 1997; 115(6):1569-72.

Nogueira-Martins LA, Jorge MR. Natureza e magnitude do estresse na Residência Médica. Rev Assoc Med Bras 1998; 44(1):28-34.

Nogueira-Martins LA. Hipócrates está doente? Documentos CEDEM, FMUSP 1998; 12: 61-3.

Nogueira-Martins LA; Nogueira-Martins MCF. O exercício atual da Medicina e a relação médico-paciente. Rev Bras Clin Terap 1998; 24(2):59-64.

Nogueira-Martins LA. Saúde Mental dos Profissionais de Saúde. In: Botega NJ (org.) Prática Psiquiátrica no Hospital Geral: Interconsulta e Emergência, Porto Alegre, Artmed Editora, 2005.

Nogueira-Martins LA, De Marco MA. Dilemas éticos. In: De Marco MA (org.). A Face Humana da Medicina: do modelo biomédico ao modelo biopsicossocial. São Paulo: Casa do Psicólogo, 2003.

Nogueira-Martins LA. A Formação do Interconsultor. In: De Marco MA (org.). A Face Humana da Medicina: do modelo biomédico ao modelo biopsicossocial. São Paulo: Casa do Psicólogo, 2003.

Nogueira-Martins LA. A Saúde do Profissional de Saúde In: De Marco MA (org.). A Face Humana da Medicina: do modelo biomédico ao modelo biopsicossocial. São Paulo: Casa do Psicólogo, 2003.

Nogueira-Martins LA, Fagnani Neto R, Macedo PCM, Cítero VA, Mari JJ. The mental health of graduate students at the Federal University of Sao Paulo: a preliminary report. Braz J Med Biol Res 2004; 37(10):1519-24.

Nogueira-Martins LA. A saúde do médico. In: Borges DR, Rothschild HA (orgs.). Atualização Terapêutica. São Paulo, Artes Médicas, 2005.

Nogueira-Martins MCF. Oficinas de Humanização. In: Villela W, Kalckmann S, Pessoto UC (orgs). Investigar para o SUS: construindo linhas de pesquisa. São Paulo: Editora do Instituto de Saúde, 2002.

Nogueira-Martins MCF. Humanização das relações assistenciais: a formação do profissional de saúde. São Paulo: Casa do Psicólogo, 2001.

Noto JRS. A emergência de caracteropatia profissional em estudantes do quinto ano médico. Bol Psiquiatr 1984; 17:101-7.

Obara CS. Sintomas depressivos em médicos residentes de primeiro ano da UNIFESP - EPM: diferenciais por especialidade e gênero. Dissertação de Mestrado. Universidade Federal de São Paulo, 2000.

Oken D. What to tell cancer patients: a study of medical attitudes. JAMA 1961; 175:1120-8.

Oliveira Filho GR; Sturm EJH; Sartorato AE. Compliance with common program requirements in Brazil: its effects on resident's perception of quality of life and the educational environment. Acad Med 2005; 80:98-102.

Orton DI; Gruzelier JH. Adverse changes in mood and cognitive performance of house officers after night duty. BMJ 1989; 298:21-3.

Pallavicini J, Venegas L, Romo O. Estrés en estudiantes de Medicina de la Universidad Católica de Chile. Rev Psiquiatr Clin 1988; 25:23-9.

Pane GA, Winiarski AM, Salness KA. Aggression directed toward emergency department staff at a university teaching hospital. Ann Emerg Med 1991; 20(3):283-6.

Papp KK, Stoller EP, Sage P, Aikens JE, Owens J, Avidan A, Philips B, Rosen R, Strohl KP. The effects of sleep loss and fatigue on resident-physicians: a multi-institucional, mixed-method study. Acad Med 2004; 79:394-406.

Pekkanen J. Medicos. Buenos Aires: Editorial Atlantida, 1990.

Pelton C, Ikeda RM. The California Physicians Diversion Program: experience with recovering anesthesiologists. J Psychoactive Drugs 1991; 23(4):427-31.

Pereira ANTB. Burnout: quando o trabalho ameaça o bem-estar do trabalhador. São Paulo, Casa do Psicólogo, 2002.

Peterlini M. Ansiedade e depressão na residência médica: um estudo com residentes de primeiro ano de clínica médica. Tese de doutorado. Faculdade de Medicina da Universidade de São Paulo, 2000.

Peterlini M, Tiberio IF, Saadeh A, Pereira JC, Martins MA. Anxiety and depression in the first year of medical residency training. Med Educ 2002; 36(1):66-72.

Pfifferling JH. Coping with residency distress. Resid Staff Physician 1983; 29:105-11.

Pilowski L, O'Sullivan G. Mental illness in doctors. BMJ 1989; 298:269-70.

Pitt E, Rosenthal MM, Gay TL, Lewton E. Mental health services for residents:more important than ever. Acad Med 2004; 79:840-4.

Pitta AMF. Trabalho hospitalar e sofrimento psíquico. São Paulo. Tese de Doutorado. Faculdade de Medicina da Universidade de São Paulo, 1989.

Pitta AMF. Hospital: dor e morte como ofício. São Paulo: Editora Hucitec, 1991.

Pitts FN, Winokur G, Steward MA. Psychiatric syndromes, anxiety symptoms and responses to stress in medical students. Am J Psychiatry 1961; 118:333-40.

Ramirez AJ, Graham J, Richards MA, Cull A e cols. Burnout and psychiatric disorder among cancer clinicians. British J Cancer 1995; 71:1263-9.

Relman AS.The changing demography of the medical profession. N Engl J Med 1989; 321:1540-1.

Reuben DB. A comprehensive support system for reducing house staff distress. Psychosomatics 1984; 25 (7):815-20.

Reuben DB. Depressive symptoms in medical house officers: effects of level of training and work rotation. Arch Intern Med 1985; 145:286-8.

Rodrigues AL. O "stress" no exercício profissional: uma abordagem psicossocial. Tese de Doutorado, PUC-SP, 1998.

Rose KD, Rosow I. Physicians who kill themselves. Arch Gen Psychiatry 1973; 29:800-5.

Ross M. Suicide among physicians: a psychological study. Dis Nerv Sys 1973; 31:145-50.

Rotbart HA, Nelson WL, Krantz J, Doughty RA. The developmental process of residency education - issues of stress and happiness. Am J Dis Child 1985; 139:762-5.

Rudner HL. Stress and coping mechanisms in a group of family practice residents. J Med Educ 1985; 60:564-6.

Samkoff JS, Jacques CHM. A review of studies concerning effects of sleep deprivation and fatigue on resident's performance. Acad Med 1991; 66:687-93.

Sampaio SAP. A implantação da residência médica no Hospital das Clínicas. Estudos FUNDAP Residência Médica. São Paulo, 1984.

Sargent MC, Sotile W, Sotile MO, Rubash H, Barrack RL. Stress and coping among orthopedic surgery residents and faculty. J Bone Joint Surg Am 2004; 86:1579-86.

Scliar M. A paixão transformada: história da medicina na literatura. São Paulo: Companhia das Letras, 1996.

Schreiber SC. Emotional problems of physicians: nature and extent of problem. Ariz Med 1977; 34:323-5.

Schwartz AJ, Black ER, Golstein MG, Jozefowicz RF, Emmings FG. Levels and causes of stress among residents. J Med Educ 1987; 62(9):744-53.

Shore JH. The Oregon experience with impaired physicians on probation: an 8-year follow-up. JAMA 1987; 257(21):2931-4.

Siegel B, DonnelYJC. Enriching personal and professional development: the experience of a support group of interns. J Med Educ 1978; 53:908-14.

Singer F, Zumoff B. Subnormal serum testosterone levels in male internal medicine residents. Steroids 1992; 57:86-89.

Small GW. House Officer Stress Syndrome. Psychosomatics 1981; 22:860-9.

Smith JW, Denny WJ, Witzke DB. Emotional impairment in internal medicine house staff - results of a national survey. JAMA 1986; 255:1155-8.

Smith S. Why are doctors so unhappy? BMJ 2001; 322:1073-4.

Shanafelt TD, Bradley KA, Wipf JE, Back AL. Burnout and self-reported patient care in an Internal Medicine Residency Program. Ann Intern Med 2002; 136:358-67.

Spiegelman WG, Saunders L, Mazze RI. Addiction and anesthesiology. Anesthesiology 1984; 60:335-41.

Stanton JE, Caan W. How many doctors are sick? BMJ 2003; 326(7391):97Sa.

Steinbrook R. The debate over residents´ work hours. N Engl J Med 2002; 347(16):1296-1302.

Stepke FL. La Perspectiva psicosomática en Medicina. Santiago de Chile, Editorial Universitaria, 1984.

Strecker EA, Appel KE, Palmer HD, Braceland FJ. Psychiatry studies in medical education: Neurotic trends in senior medical students. Am J Psychiatry 1937; 93:1197-1229.

Thomas CB. What becomes of medical students: the dark side. Johns' Hopkins Med J 1976; 138:185-95.

Thomas NK. Resident burnout. JAMA 2004; 292:2880-9.

Toews JA, Lockyer JM, Dobson DJG e cols. Analysis of stress levels among medical students, residents, and graduate students at four canadian schools of medicine. Acad Med 1997; 72: 997-1002.

Tokarz JP, Bremer M, Peters K. Beyond survival - the challenge of the impaired student and resident physician. Chicago, American Medical Association, 1979.

Uliana RL, Hubbell A, Wyle FA, Gordon GH. Mood changes during the internship. J Med Educ 1984; 59:118-23.

Vaillant GE. Theoretical hierarchy of adaptative ego mechanisms - a 30 year follow-up of 30 men selected for psychological health. Arch Gen Psychiatry 1971; 24:107-17.

Vaillant GE, Sobowale NC, McArthur C. Some psychologic vulnerabilities of physicians. N Engl J Med 1972; 287(8):372-5.

Vaillant GE, Brighton JR, McArthur C. Physicians' use of mood-altering drugs - a 20 year follow-up report. N Engl J Med 1970; 282:365-70.

Valko RJ, Clayton PJ. Depression in the internship. Dis Nerv Sys 1975; 36:26-9.

Volich RM. Os dilemas da formação do médico e os tutores na Residência de Clínica Médica da FMUSP. Rev HU-USP 2001; 11:59-63.

Wijesinghe CP, Dunne F. Impaired practitioners notified to the Medical Practitioners Board of Victoria from 1983 to 1997. Med J Aust 1999; 171(8):414-7.

Wolfson PJ, Robeson MR, Veloski JJ. Medical students who enter general surgery programs - a follow up between 1972 and 1986. Am J Surg 1991; 162:491-4.

Yao DC, Wright SM. National Survey of Internal Medicine: Residency Program Directors Regarding Problem Residents. JAMA 2000; 284:1099-104.

Yao DC, Wright SM. The challenge of problem residents. J Gen Intern Med 2001; 16(7):486-92.

Zeldon PB, Daugherty SR. Personality profiles and specialty choices of students from two medical school classes. Acad Med 1991; 66(5):283-7.

ANEXO I – QUESTIONÁRIO UTILIZADO NA PESQUISA

Em relação à assistência médica, qual o grau de dificuldade que você teve face aos itens abaixo relacionados ? Assinale em cada item a alternativa que melhor expressa a sua experiência pessoal ao longo deste ano.

1 = sem dificuldade

3 = alguma dificuldade

5 = muita dificuldade

(2 e 4 representam estados intermediários)

Pacientes e/ou situações

1. Muito ansiosos	1 2 3 4 5
2. De baixo nível socioeconômico	1 2 3 4 5
3. Incapacitados (física e/ou emocionalmente) Ex: paraplégicos, tetraplégicos, amputados, cegos, surdos, com patologias congênitas incapacitantes, oligofrênicos, doentes mentais crônicos	1 2 3 4 5
4. Não aderentes ao tratamento Ex: que não seguem as orientações, que faltam às consultas	1 2 3 4 5
5. Migrantes	1 2 3 4 5

6. Muito dependentes
Ex: que se consultam com excessiva frequência, que necessitam de aprovação médica para tomar qualquer decisão, que "grudam" nos médicos. 1 2 3 4 5

7. Que não entendem o que você diz ou que v.não entende o que eles dizem. 1 2 3 4 5

8. Com doença terminal 1 2 3 4 5

9. Crônicos que não respondem à terapêutica 1 2 3 4 5

10.Hostis e/ou reivindicadores 1 2 3 4 5

11.Cujo maior problema é psicossocial, não físico 1 2 3 4 5

12.Que buscam o P.S. em situações que não requerem atendimento de urgência 1 2 3 4 5

13.Crônicos que não tem cura
Ex: diabéticos, renais crônicos, cardiopatas, pulmonar crônico, etc 1 2 3 4 5

14.O número (quantidade de pacientes) 1 2 3 4 5

15.Poliqueixosos e hipocondríacos 1 2 3 4 5

16.Rebeldes ao tratamento
Ex: que se recusam a aceitar as recomendações ou condutas adotadas 1 2 3 4 5

17.Tentativas de suicídio 1 2 3 4 5

18.Peripaque, Hy 1 2 3 4 5

19.Cronicamente deprimidos
Ex: pessimistas, desesperançados, impotentes diante da vida, que não acreditam que possam melhorar, apáticos, desanimados 1 2 3 4 5

20.Que negam a condição de doentes ou a gravidade da doença
Ex: alcoólatras e usuários de drogas, diabéticos juvenis, que não aceitam indicação de internação 1 2 3 4 5

21.Crianças 1 2 3 4 5

22.Com alteração de comportamento Ex: agitados, com comportamento estranho, com discurso desconexo, que falam coisas absurdas, com alucinações	1 2 3 4 5
23.O relacionamento com a família do paciente	1 2 3 4 5
24.Que vem a falecer	1 2 3 4 5
25.Alcoólatras	1 2 3 4 5
26.Idosos	1 2 3 4 5
27.Adolescentes	1 2 3 4 5
28.Grávidas	1 2 3 4 5

T0 (ao iniciar a Residência)

Faça uma lista de todos os tipos de pacientes e/ou situações (mesmo que não esteja na relação acima) em que você, particularmente, espera ter maior dificuldade no atendimento? Classifique também de 1 a 5. (segue espaço em branco)

T1 (final do R1) e T2 (final do R2)

Faça uma lista de todos os tipos de pacientes e/ou situações (mesmo que não esteja na relação acima) em que você, particularmente, sentiu maior dificuldade? Classifique também de 1 a 5. Obs: É provável que a sua especialidade apresente algumas características que não estão contempladas nos itens citados. Especifique aquelas que para você foram situações muito difíceis (Ex: recém-nascidos, para berçaristas). (segue espaço em branco)

Parte II – Fontes de estresse

Os aspectos abaixo relacionados tem sido citados como possíveis fontes de estresse na Residência Médica. Utilizando a escala abaixo faça, para cada item, um círculo em torno do número que melhor expressa a sua experiência pessoal ao longo deste ano.

1 = não estressante
3 = algo estressante
5 = muito estressante
(2 e 4 representam estados intermediários)

29.A responsabilidade profissional (cuidar de outras pessoas) 1 2 3 4 5

30.Fadiga, cansaço 1 2 3 4 5

31.Inabilidade para manter um adequado grau de distanciamento afetivo dos pacientes (pouco ou excessivo envolvimento afetivo) 1 2 3 4 5

32.Ter que tomar decisões quando o diagnóstico e a conduta apropriada não estão estabelecidos 1 2 3 4 5

33.Falta de tempo para minha família e/ou amigos 1 2 3 4 5

34.Falta de tempo para cuidar das minhas necessidades 1 2 3 4 5

35.Falta de tempo para proporcionar um bom atendimento aos pacientes 1 2 3 4 5

36.Cometer erros 1 2 3 4 5

37.Falta de orientação (supervisão) 1 2 3 4 5

38.Aceitar críticas 1 2 3 4 5

39.Ausência de apoio emocional 1 2 3 4 5

40.Casos nos quais sinto insuficiente conhecimento para estabelecer um diagnóstico definitivo 1 2 3 4 5

41.Inabilidade quanto a sentir um adequado grau de interesse e consideração em relação aos pacientes 1 2 3 4 5

42.Estar constantemente sob pressão 1 2 3 4 5

43.O relacionamento com atendentes 1 2 3 4 5

44.O relacionamento com enfermeiras (os)	1 2 3 4 5
45.O relacionamento com os (as) médicos (as) do serviço, por exemplo, estagiários (as)	1 2 3 4 5
46.O relacionamento com o corpo docente (professores, preceptores, coordenadores de programa, chefes de plantão)	1 2 3 4 5
47.A sensação de não estar proporcionando um adequado atendimento aos pacientes	1 2 3 4 5
48.Excessivo controle por parte dos supervisores (muita cobrança)	1 2 3 4 5
49.Tempo escasso para o adequado desempenho das atividades programadas na Residência	1 2 3 4 5
50.Lidar com a intimidade (corporal e emocional) dos pacientes	1 2 3 4 5
51.Remuneração insuficiente (bolsa de residente) para as necessidades básicas	1 2 3 4 5
52.O esquema de rotatividade dos estágios	1 2 3 4 5
53.Excessiva carga horária semanal de trabalho	1 2 3 4 5
54.Falta de tempo para o lazer	1 2 3 4 5
55.Escala de plantões	1 2 3 4 5
56.Ter que seguir orientação propedêutica e/ou terapêutica da qual, intimamente, discordo	1 2 3 4 5
57.Lidar com as incertezas do conhecimento médico	1 2 3 4 5
58.Lidar com as minhas exigências internas (ser um/a médico/a que não falha)	1 2 3 4 5
59.Plantão noturno	1 2 3 4 5
60.Tomar decisões em situação de urgência	1 2 3 4 5
61.Conviver com a morte e o morrer	1 2 3 4 5
62.Plantões em geral (diurnos e noturnos)	1 2 3 4 5

TO (ao iniciar a Residência)

É provável que a sua especialidade apresente algumas peculiaridades que não estão explicitadas nos itens anteriores. Faça uma lista daquelas que você julga que venham a ser para você elementos estressantes, e também classifique de 1 a 5.(segue espaço em branco)

T1 (final do R1) e T2 (final do R2)

É provável que a sua especialidade apresente algumas peculiaridades que não estão arroladas nos itens anteriores. Relacione aquelas que foram para você situações muito estressantes, classificando-as de 1 a 5 Ex: Temor de contaminar-se com doenças contagiosas durante a realização de atos médicos, plantão em unidade de terapia intensiva, participar de atos cirúrgicos mutiladores, aplicar eletro-choque, comunicar à família a morte de um paciente, etc.. (segue espaço em branco)

Outras questões abertas incluídas nos questionários

T0 –

O que você espera que seja mais duro e difícil na Residência?

T1 –

Na sua experiência pessoal, o que tem sido/foi mais duro e difícil ao longo deste ano?

T2 –

Na sua experiência pessoal, o que tem sido/foi mais duro e difícil ao longo deste ano?

T2 –

Assinale fatos importantes que ocorreram na sua vida nestes dois anos (Ex: casamento, gravidez, nascimento de filhos, doenças que teve, doenças graves ou morte de parentes próximos e amigos, outros fatos que foram, para você, muito significativos).

T1 e T2 –

Utilize este espaço para comentários, sugestões e reflexões sobre a sua experiência pessoal, neste ano, como residente.

Sobre os organizadores da coleção

Luiz Roberto Millan

Psiquiatra. Psicanalista. Doutor em Ciências pela Faculdade de Medicina da Universidade de São Paulo; Médico do GRAPAL – Grupo de Assistência Psicológica ao Aluno – da Faculdade de Medicina da Universidade de São Paulo. Membro Associado da Sociedade Brasileira de Psicanálise de São Paulo. Co-autor do livro *O Universo Psicológico do Futuro Médico.*

Orlando Lúcio Neves de Marco

Psicólogo. Psicanalista. Psicólogo do GRAPAL – Grupo de Assistência Psicológica ao Aluno – da Faculdade de Medicina da Universidade de São Paulo. Co-autor do livro *O Universo Psicológico do Futuro Médico.*

Plinio Montagna

Médico Psiquiatra e Psicanalista. Pós-graduação em Psiquiatria no Institute of Psychiatry da Universidade de Londres como bolsista da OMS, mestre em Psiquiatria pela Faculdade de Medicina da USP, formação em Psicodrama pela Sociedade de Psicodrama de SP, da qual foi presidente. Psicanalista didata e docente do Instituto da Sociedade Brasileira de Psicanálise de São Paulo. Presidente da Associação Brasileira de Psicoterapia e do Comitê de Psicanálise e Psicoterapia da APM. Foi Professor Assistente de Psiquiatria da FMUSP. Ex-Presidente da Associação Brasileira de Psicanálise.

Impresso por :

Graphium
gráfica e editora

Tel.:11 2769-9056